G. SAINT-PAUL

Médecin-Major.

Le Rôle mondial
du
Médecin militaire

PRÉCÉDÉ D'UNE ÉTUDE

**Sur le rôle du Groupe de Brancardiers (G. B. D.)
pendant la guerre.**

———

Préface de M. Lucien HUBERT, Sénateur
Rapporteur de la Commission de l'armée.

———

PARIS
LIBRAIRIE FÉLIX ALCAN
108, BOULEVARD SAINT-GERMAIN, 108

Le Rôle mondial

du

Médecin militaire

DU MÊME AUTEUR

Aphasie. — Paraphasie. — Langage mental.

Le Langage intérieur et les Paraphasies. Paris, F. Alcan. . . . . 5 fr. »

L'Art de parler en public ; l'aphasie et le langage mental. Paris, O. Doin. . . . . 5 fr. . »

Essais sur le langage intérieur. Paris, Masson. *Épuisé.*

Sociologie et Politique coloniales.

Vers l'Empire... (G. Espé de Metz). Paris, librairie Ambert . . . . 3 fr. 50

Par les Colons (G. Espé de Metz). Paris, Émile Larose . . . . 3 fr. 50

Avec les Berbères (G. Espé de Metz). . *En préparation.*

Le Rôle mondial du médecin militaire. Paris, F. Alcan. . . . . 3 fr. 50

Souvenirs de Tunisie et d'Algérie. 2ᵉ édition. Tunis, J. Danguin. . . . . 3 fr. 50

Médecine et Sociologie.

L'Homosexualité (Docteur Laupts). 2ᵉ édition. Paris, Vigot frères . . . . 6 fr. »

Théâtre sociologique.

Le Couteau (G. Espé de Metz). Limites du droit chirurgical. Paris, Bernard Grasset. . . . . 3 fr. 50

Plus fort que le mal (G. Espé de Metz). Étude sur l'Avarie. Paris, Maloine . . . . 3 fr. 50

Fleurs de tranchées (G. Espé de Metz). Guerre de 1914-1918. Paris, Lavauzelle . . . . 2 fr. »

Divers.

Cigarettes. Imp. E. Arrault et Cⁱᵉ.

G. SAINT-PAUL

Médecin-Major.

Le Rôle mondial
du
Médecin militaire

PRÉCÉDÉ D'UNE ÉTUDE

Sur le rôle du Groupe de Brancardiers (G. B. D.)
pendant la guerre.

Préface de M. Lucien HUBERT, Sénateur
Rapporteur de la Commission de l'armée.

PARIS
LIBRAIRIE FÉLIX ALCAN
108, BOULEVARD SAINT-GERMAIN, 108

1918

PRÉFACE

Les règlements militaires n'autorisent pas les médecins militaires à porter les épaulettes d'or : c'est là une incontestable méprise, car le rôle dévolu à ces « officiers » est considérable, parfois même mondial, comme l'écrit justement l'auteur de ce volume.

La guerre implique la destruction et de vies humaines et de choses. Aux combattants est dévolu le rôle de détruire, aux médecins celui de réparer le mal fait par les balles et les obus ; les uns doivent, et c'est leur rôle, sacrifier les existences, les autres s'efforcent de les sauver au prix même de la leur. Cette œuvre de sauvetage n'est pas sans périls, elle est souvent sans gloire, comme l'a montré non sans mélancolie M. Saint-Paul. Il est dangereux, l'acte bienfaisant des médecins militaires allant sous la mitraille ramasser les blessés, et le calme courage dont ils ont fait preuve a été une des plus nobles pages de cette terrible guerre. C'est à cette phalange de braves qu'appartient M. Saint-Paul, qui a su si bien donner l'exemple à ses jeunes confrères et leur a montré, avec quelle bravoure! comment il comprenait le rôle du médecin chef d'un groupe de brancardiers divisionnaires. Les pages qu'il a écrites, il les a vécues; les conseils qu'il donne, il les a mis en pratique sous le feu de l'ennemi.

Mais M. Saint-Paul, en qualifiant de « mondial » le rôle du médecin militaire, en a synthétisé les différents aspects et, après avoir rappelé comment nos médecins réparent à chaque minute du jour l'action dévastatrice de la guerre, il nous indique quelle est la part du médecin militaire dans l'action coloniale. Il semblerait, à première vue, qu'il n'y ait qu'une corrélation lointaine entre le rôle du médecin sur le champ de bataille et celui qu'il remplit dans la brousse. Il y a, cependant, une incontestable analogie : il s'agit, ici comme là, de préparer l'avenir en sauvant encore et toujours plus de créatures humaines.

L'avenir de notre pays, c'est notre race, notre sol, mais c'est aussi la mise en valeur des richesses encore endormies de nos possessions d'outre-mer. Tous les efforts tentés en vue de la pleine expansion du développement économique des « Frances lointaines » seraient sans lendemain si, à la base, ne se trouvait pas l'assainissement de ces contrées. Il faut que les Européens puissent séjourner sans danger là-bas ; il faut que la population indigène ne soit pas décimée par la maladie ; nous avons besoin de main-d'œuvre, nous avons besoin de bras pour cultiver et travailler. Aussi, la conquête faite, c'est en grande part aux médecins militaires qu'échoit le rôle capital de sauver les populations qu'assaillent la peste, la petite vérole, la phtisie et tant d'autres maladies coloniales, épidémiques et endémiques. Mais l'action du médecin aux colonies est plus complexe encore : c'est grâce à lui tout d'abord que la « paix française » s'établit et qu'il apparaît clairement aux yeux des indigènes que nous sommes venus leur apporter les bienfaits de la civilisation. Suivant l'expression heureuse de M. Saint-Paul, le médecin militaire aux colonies « capte » les forces indigènes à notre profit. Le début de toute politique d'association, c'est l'assistance médicale indigène.

Le rôle du médecin colonial est ingrat, et il ne peut guère être dévolu, au début de la conquête surtout, qu'à un médecin militaire ; l'uniforme influence l'indigène, la « mobilité » faci-

*lite la tâche. Le médecin militaire a donc,
comme l'écrit M. Saint-Paul, «* une action mondiale aux colonies, parce que la pénétration dans d'abondantes humanités exotiques de l'idéal. français, l'utilisation par elles et la dissémination des conceptions françaises constitueraient, dans l'ordre intellectuel, une conquête aux conséquences incalculables, la condition d'une. accélération considérable de l'extension du progrès sur toute la surface de la terre ».

Nous souhaitons que beaucoup de jeunes confrères du docteur Saint-Paul lisent cet ouvrage; ils y trouveront le fruit d'une longue pratique couronnée par la plus dure expérience, mais peut-être la plus féconde en enseignements : celle de la guerre. Je ne doute pas que les médecins militaires de l'Armée nouvelle, de celle de l'après-guerre, veuillent rivaliser avec les vieux « coloniaux » d'avant-guerre en se rappelant toujours comme une précieuse image comment la médecine militaire a su faire son devoir, plus que son devoir, ainsi que l'a prouvé l'auteur de l'ouvrage dont les lignes suivent.

Lucien Hubert,
Sénateur,
Rapporteur de la Commission de l'armée.

AVANT-PROPOS

Le Rôle mondial du Médecin militaire commença d'être imprimé dans la dernière semaine du mois de juillet 1914. La guerre interrompit le travail de l'imprimerie ; je donne l'ouvrage tel qu'il fut écrit *sans y changer un seul mot*. C'est au lecteur à apprécier ce en quoi les événements récents ont donné lieu de modifier les conceptions de l'auteur.

Je ne me dissimule ni l'ironie ni le dédain, l'animosité méprisante que me vaudront nombre des pages qui suivent. J'ai la faiblesse — dont je m'enorgueillis — d'avoir conservé la faculté d'enthousiasme. Si décevants que soient les buts qu'elle propose à notre penchant vers le mieux, à quelques amertumes qu'elle nous conduise incessamment, je la crois féconde, pro-

ductrice du bien. Et en écrivant ce petit ouvrage je n'ai pas cessé de le destiner, par la
pensée, à des jeunes, c'est-à-dire à dés êtres
chez qui la générosité est à fleur de peau, chez
lesquels la recherche du bien *nécessite* qu'on
n'étouffe pas, mais au contraire que l'on développe, que l'on consolide, au point de la
rendre inaccessible aux embûches variées des
différentes lâchetés de l'égoïsme, l'aptitude au
désintéressement.

C'est donc à tous les jeunes gens, mais particulièrement à mes camarades de l'École du
Service de santé, que je dédie ces pages. J'ai
vu nos Lyonnais d'une bravoure magnifique au.
feu, offrant leur vie lorsqu'il était nécessaire
de le faire, ainsi qu'il convenait. Ils se sont
montrés dignes de l'héritage de Larrey et des
autres grands médecins militaires qui surgirent
au cours des guerres passées ; je ne puis croire
que sur ceux qui ont reçu ce rude baptême, les
bassesses de la peur, les vilenies de l'esprit de
compromission, fertile en trafics dégradants,
seront capables de mordre désormais. Ils sont
l'avenir et ils méritent confiance parce que leur
présence au combat a témoigné, au moment du
péril, de la légitimité d'une médecine militaire.
Ils se sont trouvés là où doit être le médecin
militaire, aux côtés des médecins-majors de ré-

giment, leurs anciens qui, prêchant d'exemple, leur ont splendidement enseigné le devoir ; comme eux, ils se sont comportés merveilleusement. Ils sont l'avenir ; les luttes ne leur manqueront pas...

J'ai dit que je n'avais pas changé un seul mot à cet ouvrage. L'obligation que je me suis imposée de ne faire à mon manuscrit aucune modification, si petite fût-elle, me conduit à donner quelques pages d'avant-propos et à faire une déclaration.

La déclaration, c'est que, quels que soient les mérites de la ville de Lyon, la noblesse des enseignements que vaut son contact, un idéalisme impératif ne permet pas de revendiquer, pour la médecine d'armée de l'avenir, un autre foyer, un autre berceau que Strasbourg.

Quant à l'avant-propos, il est fait de notes, fort mal rédigées, prises au cours de la guerre. A la mobilisation, j'eus la surprise d'apprendre qu'une désignation récente m'affectait à un poste d'arrière-front ; je parvins à troquer ma feuille contre une autre qui me donnait un G. B. D. Les pages qui suivent expliquent le genre d'intérêt que je portais à cette formation. Si elle n'avait pas existé, j'aurais demandé et obtenu, je pense, un régiment d'infanterie. Au seizième mois de guerre, je reçus l'ordre de rejoindre une division d'infanterie en qualité de médecin divisionnaire. Malgré la douleur que me causait cette décision, je ne crus pas devoir en demander l'annulation. Je fus donc divisionnaire et même, momentanément, directeur du Service de santé d'un groupement de divisions d'infanterie.

J'ai fait bien des observations ; peut-être un jour les collationnerai-je pour rédiger un écrit clair et bien composé. Je me contente aujourd'hui de mettre à la suite les unes des autres quelques remarques qui me paraissent intéressantes. Je m'excuse du mauvais style de ces notes, écrites chemin faisant, mal rédigées et mal ordonnées.

Je pense toutefois qu'elles sont intelligibles ; elles émanent, en tout cas, d'un ancien médecin-chef de brancardiers divisionnaires dont le groupe mérita de son général, après quinze mois de guerre, la qualification, signée de sa main, de *troupe modèle* et dont ses chefs médecins firent également de vifs éloges.

J'offrirai d'identiques garanties lorsqu'il m'adviendra de traiter du *médecin divisionnaire*.

Le médecin militaire n'a de raison d'être que s'il est spécialiste.

La caractéristique de la médecine militaire, sa raison d'être essentielle, la légitimité, la nécessité de son existence en tant qu'organisme d'armée, partant d'organisme social, a pour condition une *spécialisation* parfaitement nette.

En fait, le médecin d'armée doit être un *spécialiste ;* sa spécialité — à la fois modeste et grandiose — doit être :

— de relever les blessés, de soigner blessés et malades sous le feu de l'ennemi ;

— de tirer blessés et malades de la zone exposée au feu de l'ennemi pour les mettre à l'abri ;

— de connaître parfaitement la troupe, de vivre dans l'armée comme dans son milieu propre, d'avoir de ce milieu la pratique qui donne des possibilités particulières d'action.

L'oubli de cette conception fondamentale a pour conséquences la perte de l'autonomie de la médecine d'armée, telle que la façonnèrent les enseignements de la guerre de 1870 ; puis la suppression même de la médecine d'armée en tant qu'organisme permanent d'armée.

L'observance de la conception fondamentale

a, par contre, pour conséquence de créer aux médecins d'armée des titres indéniables à *diriger* l'ensemble du service médical de l'armée, à *encadrer* la masse des praticiens, des spécialistes et des savants civils, en un mot à faire fructifier, au mieux des besoins militaires, l'incomparable floraison des magnifiques richesses médicales surgies du pays le jour de la mobilisation.

Cette aptitude à *diriger* et à *encadrer*, l'autorité nécessaire pour diriger et pour encadrer, le médecin militaire ne peut la trouver que dans la connaissance approfondie, dans une longue pratique, *de sa spécialisation propre*. S'il devient parfaitement digne d'exercer la direction, c'est:

— parce qu'il connaît parfaitement l'armée et la vie militaire;

— parce qu'il a appris dans la troupe ce qu'est le commandement; — le commandement, dont un des principes est d'utiliser avec sagesse et justice;

— parce qu'il a vécu la vie des combattants au feu et que, mieux que nul autre, il sait quels y sont leurs souffrances et leurs besoins.

C'est une erreur, une erreur funeste et grosse d'anarchie, que de confondre valeur technique et aptitude au commandement. Le médecin génial peut être un détestable médecin-chef. Une faute patriotique grave, à laquelle échappèrent pendant la guerre la plupart des classes de citoyens français, est de prétendre que l'on a le droit de commander uniquement parce qu'on peut se dire virtuose en quelque spécialité et de se refuser à servir dans un rang que l'on juge inférieur à ses mérites.

On peut, sous l'uniforme de soldat-infirmier de deuxième classe, faire acte de chirurgien prestigieux. Et le médecin militaire de carrière qui, poussé par un esprit de jalousie mesquine, se priverait d'utiliser au mieux plus expert que lui, commettrait, de son côté, une faute patriotique détestable.

L'obligation patriotique, c'est de servir *au mieux*, au rang auquel on a été placé ; tandis que l'exagération de l'orgueil incite, après avoir négligé les devoirs ingrats, à revendiquer honneurs et commandements. Mieux que l'octroi d'un pouvoir à des mains inexpérimentées, des distinctions précieuses et même des avantages matériels évidents récompenseraient, sans bouleversement, ceux chez qui une valeur professionnelle émérite ne va pas de pair avec la connaissance du milieu et l'aptitude à régir.

Quant aux médecins d'armée, dont les mérites

techniques sont forcément en condition d'infériorité au point de vue *quantitatif* vis-à-vis de
ceux de leurs confrères civils (puisque ceux-ci
sont de beaucoup les plus nombreux), il est clair
que la maîtrise que beaucoup savent s'acquérir
en différentes branches de la science médicale
doit placer ceux-ci hors de pair. Il serait injuste
qu'il en fût autrement.

A une condition toutefois, c'est que, — si
éminent fût-il en quelque spécialité, — le médecin militaire, qui domine ses camarades militaires par une spécialisation professionnelle,
ne cessera pas de les égaler par la pratique de
la *spécialisation, propre à la médecine militaire*,
telle que nous l'avons définie. Sans quoi, ce
médecin contribue inévitablement à la destruction de la médecine d'armée, laquelle serait
vite submergée sous le flot des spécialistes plus
ou moins militarisés si elle ne trouvait, dans
la spécialisation — modeste et héroïque — qui
lui est *propre*, sa *nécessité* d'être et *l'autorité*
dont elle a besoin pour assumer convenablement les fonctions de direction.

De ceci résulte que le médecin militaire, qui
dispose de toute la technicité médicale civile
mise à sa disposition le jour de la mobilisation
et ne peut prétendre, si éminent soit-il, l'emporter sur elle, tout au moins quantitativement,

de ceci résulte que, le jour de la bataille, le médecin militaire doit assurer la spécialisation propre qui est *sa raison d'être* et aller au feu. Si exceptionnel que soit son bagage scientifique, il ne peut se dérober à son devoir sous peine de renoncer à être lui-même et de laisser à ses camarades réservistes la fonction particulière à la médecine militaire. Qu'il se rassure d'ailleurs sur les inconvénients d'un déficit professionnel à l'intérieur, résultant de sa présence au front. Il a d'autant plus le devoir de ne pas se croire *indispensable* qu'à l'intérieur des spécialistes militarisés pourront sans difficulté le remplacer. Le séjour dans la zone battue par les projectiles constitue un critérium qui, s'il ne permet pas toujours de reconnaître les médecins militaires des médecins militarisés, permet, du moins, de considérer comme s'éliminant de la dignité de médecin militaire ceux qui, jouissant de ses privilèges, se dérobent aux dangers de la guerre.

Et ceci ne veut pas dire que les médecins militaires seraient critiquables si, dans une guerre de quelque durée, ils bénéficiaient d'un roulement qui les éloignerait pendant deux ou trois mois de leurs régiments pour leur permettre de servir pendant ce laps de temps dans une ambulance d'avant — ou de la diriger.

Ce qui est évident, c'est que le médecin militaire de carrière doit être au feu et qu'il doit y rester.

Admettre qu'il y ait lieu de faire dans le corps de santé quatre ou cinq exceptions à la règle, autrement dit que quatre ou. cinq médecins de carrière soient, pendant la guerre, plus ou moins longuement *indispensables* ailleurs qu'au front, sera faire à l'exception une part plutôt exagérée que réduite.

Il est naturel et légitime, indispensable et normal qu'un directeur de Service de santé demeure avec son général, que le poste de ce général soit ou non exposé au feu de l'ennemi; mais il serait inimaginable que de jeunes médecins militaires de carrière demeurassent éloignés des régiments d'attaque et laissassent leur rôle glorieux à leurs confrères réservistes pour assumer des fonctions d'adjoint dont — pourvu qu'il soit d'âge mûr, doué de qualités d'ordre et pourvu de bon sens, — tout médecin civil se peut rendre maître en quelques jours et dont ce médecin civil s'acquittera d'autant mieux qu'ayant échappé à la lecture de l'annuaire il est dénué de certains partis pris. Encore une fois, nul n'est indispensable, même en matière bureaucratique.

Ceci dit, c'est une irréfutable constatation

d'exprimer que nombre de médecins civils ayant, comme les autres citoyens de France, accepté patriotiquement de servir là où ils étaient placés et dédaignant, après l'obtention d'une récompense, de se déclarer indispensables ailleurs qu'au danger, ont splendidement exercé, comme médecins de régiment ou médecins-brancardiers, la fonction modeste et héroïque propre à la médecine militaire.

Et, ce faisant, ils se sont comportés en bons citoyens, en bons Français, en médecins utiles et en bons soldats.

Je pense que l'intérêt de l'armée serait qu'après la guerre elle réservât à ceux des médecins civils, jeunes ou vieux, qui se seront révélés *au feu* de vrais médecins militaires, s'ils exprimaient le désir de les obtenir, les places qui ne sont dues qu'au dévouement et à l'abnégation de ceux qui, au jour du danger, ont payé de leur personne.

L'activité professionnelle est, en temps de paix, habituelle au médecin. Il serait d'une injustice flagrante qu'on mît en condition d'égalité celle qui s'exerce dans un cadre de tout repos ou n'exposant que peu au danger et celle du médecin qui, au cours des batailles, vit et agit, dans les circonstances les plus terrifiantes, sous la menace incessante de la mort.

L'ironie des choses a voulu que des praticiens que quelque infirmité avait garés du front ont éprouvé, pour répondre aux besoins de la clientèle de leurs confrères servant au loin, un surmenage que ne leur eût point valu l'accomplissement de fonctions militaires à l'arrière ou à l'arrière-front.

Ceci dit seulement pour énoncer que l'optique du temps de guerre doit différer de celle du temps de paix et que si, en paix, il est naturel de préserver de la fatigue certains chroniques, on n'aperçoit pas bien pour quelles raisons certains chroniques seraient exemptés du risque de mourir, exigé des normaux allant au feu.

Chacun doit être utilisé au mieux de l'intérêt général et, si l'intérêt général le veut, être exposé, nonobstant ses insuffisances, déficits et amoindrissements. Ce serait toutefois effleurer le paradoxe que d'aller jusqu'à prétendre que les amoindris et les tarés doivent, dans l'intérêt de l'espèce, être, de préférence aux autres, placés dans les postes particulièrement périlleux.

Il n'en semble pas moins acquis que, si certains sont enclins à se déclarer indispensables à des postes où nul autre risque n'existe que de récolter des avantages, des éloges, des distinctions et des honneurs, d'autres encore, pour éviter les dangers, spéculent sur la croyance erronée que certaines infirmités ou de bénignes affections sont un motif suffisant pour exempter du danger.

Et il est permis de se demander si, en pareil cas, la sévérité de l'opinion est égale pour ceux qui, parfois par esprit de soumission patriotique, servent en qualité de simples soldats et pour ceux qui ne servent pas en qualité de simples soldats.

Le groupe de brancardiers divisionnaires (G. B. D.).

Le groupe de brancardiers divisionnaires, le G. B. D., est la seule troupe autonome qui aille au feu, sous le commandement de médecins militaires.

Je dis troupe autonome parce que le G. B. D. (groupe de brancardiers divisionnaires) est constitué en unité individualisée, placée sous les ordres directs du général de division et commandée par un médecin militaire, médecin-major ayant, sur tous les éléments affectés définitivement ou provisoirement à l'unité, tous les pouvoirs d'un chef de corps.

Le G. B. D. est un commandement. Le médecin-chef, expression de la volonté du général de division, y est chef de corps, tandis que le médecin de régiment, expression de la volonté de son colonel, n'exerce son autorité effective que sur un nombre limité de subordonnés, mis à sa disposition, mais appartenant au corps dont le médecin du régiment fait lui-même partie en qualité de subordonné.

Le commandement d'un G. B. D. est donc ce que doit, avant tout, ambitionner un médecin-major de l'armée active ayant quelque ancienneté, alors que, s'il ne peut être chef de corps, la fonction régimentaire, dans une unité de choc, constitue, pour lui, le poste d'honneur sans rival.

Le rôle du G. B. D. avant et après la bataille est extrêmement important.

Il doit :

— assurer le transport des blessés entre les postes de secours des médecins-chefs des régiments et unités de la division et le point terminus des autos. Ce transport se fait généralement dans la zone la plus violemment bombardée (1);

(1) Le métier de brancardier est extrêmement dur; le transport à bras nécessite des efforts musculaires prolongés très considérables, une attention soutenue, de la douceur dans les mouvements et une grande fermeté d'âme, car, chargés d'un blessé, les brancardiers ne peuvent généralement pas, comme les autres, s'abriter des projectiles. J'ai vu des brancardiers fournir des efforts incroyables, satisfaire à des tâches inouïes.

Ce sera toujours aux dépens des blessés que se fera toute

— renforcer par des équipes mises à la disposition des médecins-chefs de régiments les
postes de secours et, si besoin est, jusqu'aux
points les plus avancés, c'est-à-dire jusqu'au
voisinage de la tranchée ennemie ;

— en toutes circonstances, collaborer à la
tâche médicale au mieux des intérêts du commandement et des blessés ; au besoin, se subs-
tituer aux organes sanitaires éloignés pour une
cause accidentelle (1) du lieu de combat. C'est
ainsi qu'à la Marne je dus, plusieurs fois,
transformer tout ou partie de mon groupe en
ambulance improvisée et qu'en septembre 1914
j'obtins de mon G. B. D. qu'il accomplît pendant plusieurs jours toutes les fonctions d'une
ambulance en période de fonctionnement intensif au cours du combat et après le combat,
en même temps qu'il continuait de faire face à
ses obligations normales (transport des blessés).

Il est donc nécessaire qu'un G. B. D. ait une

substitution de brancardiers débiles ou âgés à des brancardiers vigoureux et jeunes.

Cependant, même après deux ans de guerre, bien des
gens se sont obstinés à ne voir dans les brancardiers que
des malingres, dans leurs chefs que des embusqués.

(1) La cause peut n'être pas accidentelle. C'est habituellement qu'un G. B. D., faisant partie d'une division pour-
suivant l'ennemi, trouvera des nids abondants de blessés,
blessés qu'il devra traiter en se transformant en ambulance
ou en laissant sur place des éléments qui, jusqu'à l'arrivée
de l'ambulance, rempliront le rôle de celle-ci.

valeur professionnelle, je veux dire technique, médico-chirurgicale, suffisante pour lui permettre de soigner convenablement les blessés.

Non seulement les brancardiers doivent surveiller pansements et garrots entre les postes de secours régimentaires et le lieu d'embarquement en auto, mais, à ce lieu d'embarquement (1), un poste de secours du G. B. D. a pour mission de consolider ou de refaire les pansements, de panser les isolés parfois fort nombreux qui, venus à l'auto parce qu'ils ne se trouvaient pas sur la filière d'évacuation, arrivent ou sont transportés au P. S. du G. B. D. (2) sans avoir reçu aucun soin et dépourvus de tout pansement.

Sur les trajets très étendus, ou à des croisements de trajets, le G. B. D. constitue également, par ses seuls moyens, des relais ou des postes de secours accessoires.

De l'aptitude professionnelle médico-chirurgicale d'un G. B. D., de sa compréhension et de sa pratique de l'asepsie et de l'antisepsie et de sa capacité de dévouement (3), dépendent

(1) S'il y a plusieurs lieux d'embarquement, le G. B. D. organise un P. S. (poste de secours) à chaque terminus d'auto.

(2) C'est au P. S. d'embarquement en auto que le G. B. D. tient le contrôle des évacués, contrôle des plus utiles à différents points de vue.

(3) De cette capacité de dévouement et aussi de l'aptitude

la vie ou la mort de nombreux blessés, la plus ou moins grande quantité d'infections.

Il est donc nécessaire qu'un G. B. D. *dispose de plusieurs médecins rompus à la pratique des pansements et au moins d'un chirurgien.*

Cette esquisse met, je le crois, en lumière le double aspect du G. B. D. :

— organe du commandement, sous les ordres du commandement, il élimine les blessés du terrain de combat, secourt ceux-ci, rassure, réconforte par son action ceux qui, n'étant pas blessés, sont exposés à l'être ;

— organe technique, sous l'autorité du directeur du Service de santé, il préserve les effectifs par l'application aux blessés, conformément aux données scientifiques les plus récentes, de la pratique médico-chirurgicale.

Le G. B. D. remplit donc de la façon la plus parfaite la spécialisation propre à la médecine d'armée ; c'est la formation, l'unité, précieuse entre toutes, du corps des médecins de l'armée active.

au transport du blessé dépendront également plus ou moins de souffrances et un plus ou moins grand nombre de complications des lésions.

G. B. D. — Le Médecin-Chef.

Le médecin-chef doit être l'âme de son groupe et le groupe, reflet de sa personnalité, doit avoir intégralement et incessamment son énergie tendue vers la réalisation patriotique de la fonction dévolue aux G. B. D.

Le médecin-chef sera dans la meilleure des conditions pour assumer convenablement la tâche qui lui est confiée, s'il a le goût de cette tâche, s'il aime son groupe et s'il est fier d'être brancardier. La désignation pour le poste de chef de brancardiers d'un médecin inapte à commander, incapable de développer et de maintenir dans sa troupe un moral élevé ou peu enclin à payer de sa personne au feu, est une faute grave envers les blessés, envers l'armée.

Quelle que soit son inexpérience à diriger, à commander, le médecin-chef d'un G. B. D. obtiendra de ses inférieurs un bon rendement s'il donne *l'exemple du courage* et s'il imprègne profondément son action des deux qualités fondamentales sans lesquelles il n'est pas de bon commandement ou de bonne administration : *l'ordre et l'esprit de justice.*

Courage au feu, ordre, esprit de justice, ce

sont les qualités essentielles qui permettront au médecin digne d'être chef de brancardiers d'enlever sa petite troupe et d'en faire ce qu'il veut qu'elle soit.

Le courage au feu, le médecin-chef en témoignera en s'astreignant à ne pas tolérer que ses brancardiers aillent là où il ne va pas lui-même. *Là où va le brancardier, là doit aller le médecin-chef.* Si prudent pour eux que soit le médecin qui les commande, le métier des brancardiers est très dangereux (1). Pour l'accom-

(1) J'ai sous les yeux une statistique concernant un groupe de brancardiers divisionnaires que j'ai eu longtemps sous mes ordres. Pendant 18 mois, de juillet 1915 (époque de la création de ce groupe) à fin décembre 1916, on relève parmi les brancardiers de ce groupe :

> Tués 12
> Blessés 38

95 *Croix de guerre* (2 du Corps d'armée, 43 de la Division, 50 du Régiment) ont été accordées au cours de cette période.

Dans un autre groupe, celui que j'ai commandé pendant 16 mois, les chiffres sont, de la mobilisation à mars 1917 :

> Tués. 6
> Amputés 4
> Blessés. . . . . 57 (59 blessures)

62 *Croix de guerre* (7 de l'Armée, 19 de la Division, 36 du Régiment), 6 *Médailles militaires* et 2 *Médailles de Saint-Georges* ont été accordées.

On peut considérer, en raison de la sévérité des affaires auxquelles ces Groupes ont participé, qu'ils ont, l'un et l'autre, bénéficié d'une chance exceptionnelle.

Je signale que *nulle Croix de guerre* ne fut accordée dans ces Groupes que pour *faits de guerre, sous le feu, et témoignant à tout le moins d'une bravoure coutumière exceptionnelle.*

Voici d'autre part, concernant un groupe divisionnaire de brancardiers et signalés par un journal (*le Caducée,* n° du

plissement du devoir périlleux et superbe qui impose de mener au feu des soldats qui ne combattent pas, le médecin-chef trouvera la solidité et la tranquillité de sa force dans la satisfaction de servir à la fois l'idéal social, c'est-à-dire patriotique, et l'idéal d'humanité qui doivent être les siens. Un médecin-chef qui se terre

15 mars 1916), des chiffres de pertes qui se rapporteraient exclusivement *aux tout premiers mois de la guerre :* « Dans un G. B. D., sur un effectif moyen de 200 hommes, dont 13 officiers et médecins, nous avons relevé, depuis le début de la campagne, les chiffres suivants :

Blessures par éclats d'obus ou par balles :

Officiers et médecins.	30,7 p. 100
Troupe	8 —

On peut classer ainsi ces blessures :

Très graves	31,2 p. 100
Dont amputations	12,5 —
Sans amputations	12,5 —
Avec commotion médullo-cérébrale.	6,2 —

En dehors de ces blessures de guerre proprement dites, il faut mentionner les morts, les blessures, etc., occasionnées par le service dans les proportions suivantes :

Morts par accident	0,5 p. 100
Blessures par accident.	3,5 —

Notons enfin que la fièvre typhoïde a également fixé son passage dans le groupe dans les proportions de 2,5 p. 100.

Bien que ces proportions soient déjà assez élevées, il y a lieu cependant de tenir compte de ce que le groupe dont nous nous occupons est un de ceux qui ont été le moins éprouvés, non parce qu'il n'a pas été exposé, bien au contraire, mais parce qu'il a fonctionné pendant six mois dans le même secteur ; par suite, les officiers et les brancardiers connaissaient à fond le terrain, les passages dangereux et les sentiers défilés, ce qui permettait de faire les évacuations la nuit, dans des zones très dangereuses, avec des risques minimes. » (Note ajoutée sur épreuves en mars 1917.)

à l'abri des projectiles alors qu'il envoie ses
subordonnés affronter des terrains dangereux
inconnus de lui sera coupable envers les blessés
mal secourus et tardivement transportés, car
ce médecin-chef n'obtiendra pas le zèle intensif
et confiant qui naît par le seul fait de sa présence dans les endroits redoutés, le plein rendement qui récompense l'œil du maître estimé
et aimé. Si le groupe doit aborder quelque lieu
où la crainte instinctive de la mort menace de
susciter du flottement ou de l'effort moindre,
le médecin-chef dirigeant lui-même ses équipes
— en prenant soin de ne pas cesser de se réserver la place la plus exposée — créera, par sa
seule présence, une atmosphère de tranquillité,
provoquera un désir général de mieux faire qui,
au bénéfice des blessés, augmenteront splendidement le rendement du groupe. Qu'il demande
des volontaires pour quelque expédition périlleuse, il en aura tant qu'il voudra, — *à condition
de prendre leur tête*. L'homme qui accompagne
un chef qu'il aime n'a pas peur. En conduisant
lui-même ses soldats, le médecin-chef ne tar-
dera pas à développer parmi eux un état d'esprit, une émulation qui lui permettront de ne
plus recourir que rarement à des volontaires ;
bien vite, le fonctionnement du groupe se pro-
duira, dans les circonstances les plus redou-

tables, avec une régularité en quelque sorte automatique ; et cette régularité ne manquera pas de valoir au groupe la reconnaissance des unités dont il relève et transporte les blessés, les éloges très précieux, parce qu'entièrement justifiés, des chefs les plus élevés ou des plus humbles parmi les soldats.

Le médecin-chef fait son groupe : il en est l'âme. *Tant vaut le médecin-chef, tant vaut le groupe.* Pétrissant de la « matière humaine » de première qualité, il peut, s'il le veut, donner à cette matière une âme commune dont la beauté et la force seront la réalisation magnifique de sa propre foi patriotique.

La belle tenue morale d'un G. B. D. sera non seulement satisfaisante, mais digne de retenir l'attention et de mériter des louanges, si, au courage, le médecin-chef joint deux autres qualités : *l'ordre* et *l'esprit de justice*, qui est inséparable de l'ordre.

Quelle que soit la capacité de dévouement d'hommes, on ne peut oublier que les hommes n'échappent pas à la règle d'être désireux d'être récompensés, soucieux de n'être pas punis. Récompenses et punitions doivent être telles que nul ne puisse, sans trahir la vérité, méconnaître qu'elles vont avec précision à qui il paraît légitime qu'elles aillent (1). Ce n'est d'ailleurs pas dans les barèmes réglementaires que le chef trouve l'unique moyen de manifester son action. Des mots de blâme venant de la bouche d'un chef estimé et aimé peuvent être plus durs qu'une punition réglementaire. Des suppléments de travail constituent pour les négligences des sanctions qui ont le mérite d'alléger la tâche de ceux qui n'ont pas encouru de reproches. Quant aux récompenses, le médecin-chef n'oubliera pas qu'il doit défendre les intérêts de ses subordonnés avant les siens propres et fût-ce au détriment des siens propres. Son action (2), qui nécessite parfois

(1) Des erreurs peuvent occasionner des injustices. Mais, en pareil cas, une troupe qui a constaté que son chef ne cessa jamais de s'efforcer à réaliser de la justice, se rend très bien compte que ce chef s'est trompé ou a été trompé et elle lui conserve affection et confiance.

(2) Bien entendu, le médecin-chef veille à ce que quiconque est au G. B. D. y soit aussi bien que possible, reçoive tout ce à quoi il a droit. Il met son autorité au service de tout ce que légitime pour le bien des siens et ne cesse de lutter pour eux. Il développe chez tous l'*esprit brancardier*, s'ingénie pour que les distractions, amusements, délassements interrompent agréablement, en temps voulu, les duretés de l'existence et il se mêle à ses hommes dans la limite convenable. Au repos, il passe de temps à autre la revue du groupe tout entier, exige une tenue parfaite, un défilé impeccable, que rehausse une musique ou une fanfare prêtée par un chef de corps. Tirant l'épée, il remet les décorations avec le cérémonial traditionnel. Le médecin-chef ne perd pas l'occasion d'imprégner sa troupe de la vie militaire. Ce sont les sonneries de son trompette qui, au repos, règlent la vie du groupe. Le fanion du groupe est planté à

beaucoup de patience et d'abnégation, s'attachera toujours à obtenir l'accord du genre de distinction à décerner et de la nature du mérite à récompenser; en d'autres termes, il n'aura pas la faiblesse de permettre qu'une décoration signifiant *courage au feu* récompense qui n'a pas été exposé ou ne l'a été que peu et rarement.

Si, par nécessité d'ordre, il importe que dans une troupe chacun soit utilisé au mieux de l'exécution du service et si les conditions mêmes de la vie nécessitent qu'il existe des *employés*, ce sera, à mon avis, une mesure extrêmement importante et bienfaisante de poser en principe et d'exiger que dans un G. B. D. tout le monde — y compris les employés — marche. Sans doute le *tour* des employés ne pourra-t-il revenir que peu fréquemment, mais il est nécessaire que ce tour existe. Ainsi évitera-t-on le développement, à l'intérieur même du groupe, d'un esprit *d'arrière* opposé à un esprit *d'avant;* ainsi soulagera-t-on la besogne de ceux dont le tour ne cesse de revenir ; ainsi donnera-t-on à des employés, parfois pleins de mérite, l'occasion de s'acquérir des titres à celles

l'entrée de sa demeure et il ne cesse d'agir, pour sa part, de façon telle qu'un drapeau devienne, pour l'ensemble des groupes divisionnaires de brancardiers, une récompense méritée par leur bravoure au feu.

des récompenses qui ne se gagnent que sur le terrain exposé au feu de l'ennemi.

Mis à part les volontaires coutumiers des missions périlleuses, lesquels doivent être récompensés plus que tous autres, chacun dans un G. B. D., selon sa fonction, et selon la catégorie où le classent ses aptitudes et sa spécialisation, chacun doit marcher à son tour et être traité selon son mérite ; nulle faveur, pas d' « embuscade » ; pas de passe-droit ; ni faiblesse ni tyrannie, — et jamais de mesquineries.

Le médecin-chef est le chef et le père de son groupe. Si nul détail ne doit lui échapper, il ne se confine pas dans l'examen du détail. Il imprime toutes les directives, laisse aux sous-ordres la plus grande liberté d'action, donne peu d'ordres, mais les donne précis et formels (1). Il ne doit

(1) En particulier, il est inutile et il peut être nuisible que le médecin-chef se croie tenu de communiquer *chaque jour* une *décision* à ses inférieurs. Il est souvent bon que les manifestations de sa volonté soient davantage espacées et qu'elles n'aient trait qu'à des sujets d'importance. Ceci étant, il ne tolérera pas que les textes dictés par lui et inscrits à son registre de décisions soient ignorés par *quiconque* appartient au groupe. Le médecin-chef tiendra également un registre de ses ordres généraux, c'est-à-dire des ordres motivés par des circonstances importantes (arrivées, départs de contingents, entrée en action sur terrain nouveau, fin de bataille, etc.), ou dont le souvenir mérite d'être conservé (félicitations, citations décernées). Il constitue ainsi une sorte de livre d'or du groupe où sont notés les faits méritoires, enregistrées les blessures de guerre, et pieusement consignés les noms des brancardiers tués à l'ennemi.

venir à personne l'idée qu'un ordre du médecin-chef puisse n'être pas exécuté; sa parole, par cela même qu'il n'en fait pas abus, est impérative. Il *sait* que son groupe est en mains quand il *sait* qu'il lui est inutile de procéder à la vérification de ce qu'il a ordonné pour la raison que ce qu'il a ordonné — par cela seul que c'est lui qui a ordonné — a, très certainement, été exécuté.

Si le service a des duretés, sa table, ouverte à tous les officiers et à tous les auxiliaires sans exception, réservera le moment charmant de récréation, où le service sera autant que faire se peut oublié, où sur l'estime, l'affection, la confiance réciproques se constituera la *solidarité* du groupe, où se développera l'*esprit brancardier*, parce que, deux fois chaque jour, le médecin-chef n'omettra pas de se souvenir qu'il fut étudiant.

On trouvera peut-être que la faiblesse de l'effectif d'un G. B. D. ne mérite pas d'aussi longues considérations. Mais, outre que le rôle du G. B. D. est important dans la bataille, il importe de considérer que la facilité d'un commandement n'est pas seulement en relation avec le nombre des subordonnés, mais encore avec l'homogénéité de ceux-ci.

Or, peu de troupes présentent aussi peu d'homogénéité qu'un G. B. D. ; il en est peu qui, au-dessous du chef, comportent autant de sortes de hiérarchies distinctes.

Le cadre d'un G. B. D. comprend :

1° *Éléments constitutifs essentiels :*

 des médecins ;
 des officiers d'administration ;
 un officier du train.

2° *Éléments cultuels :*

 des aumôniers (volontaires et titu-
  laires) (1).

3° *Éléments ajoutés au cours de la guerre :*

 des pharmaciens ;
 un officier chimiste (toxicologue) et son
  adjoint ;
 des dentistes.

Ainsi, déjà compliquée au jour de la mobilisation, la constitution d'un G. B. D. est devenue, au cours des hostilités, plus complexe encore qu'elle n'était, comme si, sa fonction propre semblant passer au second plan, il tendait à devenir un organe de spécialisations techniques distinctes.

Un tel assemblage nécessite, de la part du chef

____

(1) Ces aumôniers sont parfois de cultes différents ; j'avais à mon G. B. D. deux prêtres catholiques romains et un pasteur.

responsable, fermeté, bienveillance et... doigté. Mais telle est la bonne volonté de tous que, **pour** hybride qu'apparaisse à l'examen la composition d'un G. B. D., le médecin-chef n'aura pas en général l'occasion d'user des répressions que met à sa disposition sa qualité de chef de corps.

Le cas de conscience pourra toutefois se poser pour lui de décider s'il doit avoir l'énergie parfois périlleuse de réprimer la lâcheté ou la faiblesse coupable de composer avec elle lorsque, forte des appuis que son artifice sait se réserver, elle se présentera à lui sous l'inévitable aspect du médecin qui prétend indigne de sa qualité de servir dans un G. B. D., mais se déclare d'une compétence indispensable en quelque endroit abrité des projectiles.

Enfin le médecin-chef devra avoir une autre sorte encore de courage, — celui d'éviter *le papier*. Médecin-chef d'un G. B. D., il est exécutant et non pas dirigeant. Son bureau bien constitué, il devra s'imposer, pour conserver l'optique nécessaire à son commandement, de ne consacrer, sauf exception, qu'une demi-heure chaque jour à l'examen des questions qui se traitent par écrit. Les autres occupations ne lui manquent pas (1).

____

(1) Voir p. 32, note 1.

Et il n'imitera pas ces praticiens qui, sachant témoigner d'un sang-froid merveilleux alors qu'aux temps les plus angoissants d'une opération il leur est impossible de prévoir si le malade qu'ils opèrent vivra ou mourra, s'effondrent à la vue de quelques lignes d'écriture dues à l'humeur acariâtre d'un pauvre scribe mal surveillé par ses chefs — puis traduisent l'épouvante qu'a fait naître en leur âme inéquilibrée le chiffon de papier par de folles colères d'enfant dont pâtissent leurs subordonnés.

Ce sont là probablement faiblesses de militarisés qui ont exigé et obtenu des commandements, mais, n'ayant pas appris à commander, apportent à la pratique du commandement les aptitudes d'un garçonnet de six ans. Le vrai chef opposera aux fantaisies (1), émanassent-

(1) Après un an de guerre, j'ai eu la surprise amusée de découvrir dans un état, qui ne provenait pas du commandement, les prévisions pour l'embarquement, sur deux trains d'égale contenance, des formations sanitaires d'une division. L'un des trains devait transporter une ambulance et une section d'hospitalisation, l'autre train une ambulance et le groupe de brancardiers divisionnaires. Vérification faite, je constatai que l'auteur du document croyait équivalents l'effectif d'une section d'hospitalisation (1 caporal, 1 brigadier, 6 soldats, 3 fourgons, 7 chevaux) et celui d'un groupe de brancardiers divisionnaires (6 officiers, 207 sous-officiers, caporaux, brigadiers et soldats, 22 voitures, 73 chevaux et mulets). Ces chiffres sont ceux de la mobilisation ; ils ont été quelque peu modifiés depuis lors, notamment par le renvoi des mulets de cacolets. Notons, en passant, que l'effectif des G. B. D. est considérablement insuffisant.

elles de scribes sans politesse, la **fermeté** respectueuse que valent l'accord d'une conscience tranquille avec les exigences du sens commun. Il ne s'étonnera pas de recevoir le 15 janvier l'ordre de rédiger un compte rendu qu'il lui est enjoint d'expédier le 14 janvier. Il s'habituera à l'expression « d'extrême urgence », laquelle devrait, semble-t-il, équivaloir à un « *confiteor* pour omission d'avoir prévu », alors qu'elle n'est, assure-t-on, que l'estampille d'usage indispensable, propre à marquer toutes choses grandes et petites. Il passera au compte des profits et pertes beaucoup d'autres délicatesses dont sa sérénité ne devra pas s'alarmer.

Mais, pour lui-même et pour ses subordonnés, il se gardera de ce qui ne rôde que trop souvent autour de l'écritoire : incompétence et brutalité.

G. B. D. — Le Cadre.

Le nombre élevé de hiérarchies distinctes qui entrent dans la composition d'un G. B. D. rend indispensable que le commandement y soit entre les mains d'un seul homme disposant d'une autorité indiscutée.

Aussi est-ce une bonne condition que le médecin-chef d'un G. B. D. soit beaucoup plus élevé en grade et même qu'il soit plus âgé que ses subordonnés. L'âge, parmi tant d'influences diverses et de mentalités parfaitement dissemblables, renforce l'autorité qui vient réglementairement du galon. Le médecin-chef d'un G. B. D. devra, autant que possible, être médecin-major de 1re classe. Comme tel, il disposera des pouvoirs d'un chef de corps et tirera de la pratique de la vie régimentaire, qu'il doit posséder parfaitement, une expérience, une connaissance du milieu militaire et de l'être humain qui lui permettront d'asseoir solidement son autorité morale, de créer un lien entre les éléments disparates qu'il régit, de développer un *esprit brancardier* qui, assouplissant chacun, si différent soit-il du voisin, à la douceur d'habitudes imprégnées d'affection et de confiance, puisera sa force dans l'effort commun vers la recherche du bien du blessé et de celui de l'armée.

Malheureusement, en cas d'absence, le médecin-chef est remplacé par l'unique médecin du groupe, médecin ou étudiant, parfois aide-major de 2e classe à titre temporaire. Il m'est advenu de constater qu'en pareil cas la valeur du jeune médecin-chef par intérim et la bonne volonté générale permettaient, pendant quelque durée, un fonctionnement harmonieux du

G. B. D. Il n'en demeure pas moins que le fait qu'un médecin-chef de G. B. D. n'est pas doublé par un médecin major de 2ᵉ classe destiné à le seconder dans ses multiples besognes (1)

(1) *Tâches confiées au G. B. D. en dehors des périodes d'action.* — (Stationnement et marches) Analyse chimique des eaux de source et de puits des différents cantonnements. — Stérilisation des eaux. — Examen des denrées alimentaires. — Réception, vérification et distribution du matériel contre les gaz asphyxiants, des désinfectants, pansements et médicaments destinés aux différents corps de la division. — Assainissement; surveillance de l'hygiène des cantonnements. — Visite et soins médicaux à la population civile et aux éléments dépourvus de service médical. — Évacuation des malades et des blessés par accident de la division. — Service des bains-douches. — Service dentaire de la division. — Infirmerie de cantonnement. — Entretien des cimetières militaires. — Éventuellement, service de place, garde de police, etc., indépendamment, bien entendu, du service intérieur du groupe. — Transport du matériel sanitaire, de désinfectants, de masques. — Réparation des harnachements (G. B. D., ambulances et Quartier Général). — Réparations sommaires du matériel roulant de ces unités. — Ferrage par le train du G. B. D. de leurs chevaux, ainsi que celui des chevaux de différentes autres unités (par exemple : chevaux des officiers sans troupe, chevaux de l'État-major, de l'escorte, de la prévôté, de la section télégraphique, des compagnies du génie, etc.).

Tâches du G. B. D. en secteur. — Transport des blessés des P. S. régimentaires aux P. S. du G. B. D., et de ceux-ci au relais des voitures automobiles, soit à bras, soit par brouettes porte-brancards. Éventuellement, collaboration avec le service régimentaire dans les parties les plus avancées du terrain occupé par le régiment. Le cas échéant, évacuation par voitures hippomobiles des relais de G. B. D. aux relais d'autos sanitaires. — Aux P. S. principaux du G. B. D., revision des pansements et appareils des blessés. — Distribution de boissons chaudes. Soins aux isolés. — Visite médicale et soins chirurgicaux aux éléments voisins dépourvus de médecins; traitement de tous blessés apportés sans avoir pu être pansés. — Surveillance et entretien d'une réserve de secteur de matériel sanitaire à la disposition des troupes en ligne

et à le remplacer au besoin, est une condition d'autant plus fâcheuse qu'en cas d'absence du médecin-chef elle place les officiers du G. B. D. (particulièrement les officiers d'administration et du train, chefs de détachements) dans la nécessité blessante pour leur dignité d'obéir aux ordres d'un médecin moins ancien et parfois même moins gradé qu'eux.

Plusieurs fois en pareil cas, ne pouvant trouver, dans le corps médical, d'autres remplaçants susceptibles de me suppléer que des médecins auxiliaires, j'ai, avec l'autorisation de mes chefs, passé intégralement le commandement du groupe à l'officier d'administration commandant le détachement de brancardiers. Toute autre solution eût été impraticable. Mais je signale que l'officier d'administration, M. D...,

(pansements, brancards, corps gras contre les gelures) et d'une réserve de matériel contre les gaz. — Service des inhumations et de gestion du champ de bataille ; recherche des cadavres dans les premières lignes et même au delà. — Création, aménagement et entretien des cimetières à proximité des P. S. de G. B. D. ; confection de cercueils. — Inventaires, actes de décès, successions des militaires tués à l'ennemi. — Désinfection du champ de bataille. — Service des eaux. — Surveillance et javellisation; recherche des poisons dans les eaux.

Telle est la liste, incomplète d'ailleurs, des tâches qui furent dévolues aux G. B. D. Qu'on y ajoute l'administration, la comptabilité, le ravitaillement et l'instruction nécessitée par les fréquents changements dans le personnel, l'on se rendra compte de l'étendue et de la diversité du travail dans un G. B. D.

qui se trouva ainsi investi des fonctions de médecin-chef, est un homme dont l'intrépidité au feu (que récompensa une fort belle citation à l'ordre de l'armée) avait conquis l'estime, pour ne pas dire l'admiration, de tous ceux — généraux, colonels, soldats — qui l'avaient vu à l'œuvre. Dans un groupe qu'animait *l'esprit brancardier*, c'est-à-dire où chacun, sans se réfugier dans sa spécialisation, qu'il fût du train ou de l'administration, recherchait comme un honneur d'accompagner ou de conduire les équipes aux endroits les plus exposés, M. D..., par la continuité d'efforts admirables en première ligne et dans les fils de fer même (1), s'était imposé à tous à tel point qu'en mon absence l'idée ne fût venue à quiconque dans le groupe de se soustraire à son commandement,— que de belles qualités d'homme et un esprit de justice indéfectible rendaient d'ailleurs particulièrement facile à supporter.

G. B. D. — Les pharmaciens auxiliaires.

Si, en faisant désigner M. D..., officier d'administration, comme commandant d'un groupe

(1) Je dois à M. D..., qui ne se contentait pas de relever les blessés, mais parvint à dégager d'endroits terriblement exposés plus d'un millier de cadavres, la création du plus beau cimetière de guerre que je connaisse.

de brancardiers divisionnaires, les événements de guerre m'ont amené à provoquer un accroc au principe de la *hiérarchisation des hiérarchies*, les événements de guerre, pour des raisons que j'ignore, occasionnèrent d'autre part une atteinte, dont les conséquences peuvent être importantes, au *privilège médical*, c'est-à-dire à l'attribution légale, réservée aux seuls médecins, du pouvoir de faire œuvre médicale.

Le cadre technique d'un G. B. D. doit, à mon avis, comporter un médecin-major de 1ʳᵉ classe (médecin-chef), assisté de plusieurs autres médecins : un médecin-major de 2ᵉ classe et des aides-majors, *parmi lesquels un chirurgien jeune doublé d'un brave aimant l'action.*

Or, il advint que dans les G. B. D. les médecins en sous-ordre furent (à l'exception d'un médecin aide-major et d'un médecin auxiliaire) remplacés par des pharmaciens.

Sur la cause de cette modification, je ne puis, ne sachant rien de l'arrière — où je n'ai point vécu — qu'émettre la seule hypothèse qui me paraisse plausible : c'est qu'il y eut à l'intérieur une telle pénurie de médecins ou un tel surmenage de ceux qui s'y employaient que l'impossibilité devint absolue d'opérer d'arrière en avant un mouvement de personnel qui eût dégagé assez de médecins âgés de dix-huit à quarante ans pour satisfaire aux besoins des G. B. D.

Si des esprits prévenus imaginèrent que les pharmaciens tenteraient de se dérober au poste d'honneur dont l'accès leur était libéralement ouvert, ils se trompèrent. La jeunesse pharmaceutique que j'ai vue m'a conquis par sa foi patriotique, son dévouement, son *cran*, sa solidité au feu, souvent même par son goût pour les missions particulièrement périlleuses. Un nombre appréciable de croix de guerre et — qui plus est — la valeur des libellés qui les motivèrent témoignent de ce qu'en prenant dans les G. B. D. la succession laissée par les médecins, les pharmaciens y apportaient suffisamment de qualités pour ne se pas montrer inférieurs à leurs prédécesseurs.

Mais où les experts prévenus semblaient avoir quelque raison de douter du succès de la substitution des pharmaciens aux médecins dans le G. B. D., c'est en imaginant que les pharmaciens, légalement incompétents en matière de pratique médico-chirurgicale, se déroberaient à l'obligation d'assurer cette pratique. Or, non seulement les pharmaciens ne se dérobèrent pas, mais il fut de constatation courante que, dans nombre de postes, ils satisfirent tout aussi bien aux exigences techniques qu'aux exigences militaires de la situation : faisant ou refaisant les pansements compliqués ou délicats (ceux dont dépend la vie du blessé), posant ou réajustant les garrots, pratiquant les injections hypodermiques, soignant même des malades, lorsqu'en l'absence de médecins ils se trouvaient chefs d'un P. S. de G. B. D., en un mot apportant à la plus belle jeunesse de France les ressources de l'art médical.

Tout ceci est certes des plus louables, mais je me demande sur quelles bases il sera possible, par la suite, de maintenir un départ rigoureux entre le rôle du médecin et celui du pharmacien, quelle solidité, le cas échéant, offrira l'accusation faite à des pharmaciens d'exercer illégalement la médecine, parce qu'ils auront traité quelque cas banal de clientèle ou fait quelques pansements — alors que la plus belle jeunesse de France a passé par leurs mains, a été confiée à leurs soins, que de leurs soins ont parfois dépendu la vie ou la mort de tant de citoyens vigoureux et jeunes, espoir le plus précieux de l'avenir, apportés sanglants à leur poste de secours pour recevoir d'eux — et parfois d'eux seuls — les secours médicaux.

Je dois encore à la vérité d'ajouter que j'ai vu des dentistes à qui s'applique tout ce que je viens d'écrire touchant les pharmaciens auxiliaires. Placés au G. B. D., des dentistes, de même que certains officiers d'administration, tinrent à honneur de conduire des équipes de brancardiers sur le terrain ; mais, tandis que ces officiers d'administration se consacraient à des fonctions de commandement et d'exploration (1), les dentistes, à l'instar des pharmaciens, exerçaient en outre les fonctions normales des aides-majors ou des auxiliaires, c'est-à-dire qu'ils pansèrent, soignèrent, assumèrent parfois non seulement la responsabilité militaire, mais encore toute la responsabilité technique des petits postes dont ils se trouvèrent chefs. En sorte qu'à ces dentistes se peut appliquer ce que j'ai dit des pharmaciens.

G. B. D. — Sous-officiers et caporaux.

Je ne connais pas beaucoup d'éléments plus destructeurs du bon esprit et du désir de bien faire qui doivent animer tout corps et tout service que la conception ou plutôt l'absence de toute conception, en vertu de laquelle les hommes — ou les officiers — tels des pions sur

---

(1) M. D..., l'officier d'administration précédemment cité, se trouvant seul avec un sous-officier frappé à ses côtés par une balle qui trancha l'humérale, sauva la vie de ce sous-officier en appliquant fort habilement un garrot.

un damier, sont déplacés, arrachés à leur unité sans que le bien général du service nécessite ces mutations.

Cette absence de conception, ce dédain brutal du facteur moral peut être dû à une ignorance radicale de la psychologie essentielle, je veux dire d'une compréhension élémentaire de l'être humain, compréhension qui, *consciemment ou non*, imprègne tout bon commandement, toute bonne direction. Elle peut être due à l'aspect schématique que prennent sur le papier les conditions d'existence d'une formation, un G. B. D. par exemple qui, sur le terrain, peut vivre (le cas s'est rencontré) aussi lointain au regard de ceux dont dépend sa composition que le serait de la mère patrie un Robinson Crusoé pourvu d'un service postal. Enfin, pour être complet, le bouleversement quasi systématique d'un G. B. D. pourrait être la conséquence méritée de la conduite coupable d'un G. B. D. que son médecin-chef ne mènerait pas là où il doit aller, dont il n'obtiendrait pas ce qu'il en doit obtenir. Et de tout ceci appert qu'un chef, fût-il technicien et eût-il été préparé à son rôle par la saine vie régimentaire, doit voir *de ses yeux*, vivre assez de la vie de ses subordonnés — particulièrement quand ils sont au danger — pour se pénétrer d'une documentation essentielle et *vécue*. Cette documentation, il la vaudra au courage de ses excursions sous les projectiles, car des rames entières de papier griffonné ne parviendront jamais à faire pénétrer la vérité *vraie* dans l'atmosphère sereine d'une tour d'ivoire. En termes plus nets, le commandement technique et la présence réelle ne doivent pas expirer à la limite avant de la zone tranquille et le régime d'un G. B. D. ne doit rien emprunter, comme il semble bien qu'il n'advint que trop fréquemment, au moins en certains points, à la douche écossaise : extrême liberté technique en deçà de la zone dangereuse, contrôle technique minutieux, sévérité technique pointilleuse au delà.

La tâche du médecin-chef d'un G. B. D. ne cesse point. C'est l'histoire lamentable du rocher de Sisyphe. A peine a-t-il élevé son groupe à un certain niveau moral que ses meilleurs collaborateurs lui sont brusquement ravis. Des officiers, des auxiliaires qui, par leur enthousiasme, leur gaieté, *leur cran*, constituaient le plus clair de la force morale de sa petite troupe, lui donnaient son « allant », lui sont subitement enlevés et tout est sans cesse à recommencer.

Que dire des simples soldats et des gradés ?

Il semble que, contrairement aux autres hommes, les soldats du Service de santé soient jugés dépourvus de la faculté de ressentir, de souffrir, d'aimer et de s'attacher. Pièces interchangeables sur l'échiquier bureaucratique, qui donc s'opposera à la rigueur qui, d'un trait de crayon, brise les liens, infiniment estimables, infiniment nécessaires dont sont faits l'esprit de corps, la camaraderie, l'émulation pour le dévouement ? Considérés, sans doute, comme des surhommes, ils sont traités comme tels puisque le *summum jus — summa injuria —* exige que, simples numéros interchangeables, ils s'adaptent à toute fonction et subissent sans amoindrissement tous les avatars. Que demander de plus à un homme que de donner sa vie et comment ne pas s'incliner devant des hommes qui acceptent qu'offrir sa vie et fournir, en toute tranquillité et hors de tout danger, quelque besogne de tout repos, sont une seule et même chose méritant des appréciations identiques ou plutôt ne relevant que d'une même indifférence hautaine ? Mais comment aussi ne pas plaindre un médecin-chef de G. B. D. qui, tel Sisyphe, voit sans cesse claquer dans ses mains ses meilleurs éléments et doit néanmoins, sans se décourager, recommencer inlassablement la même œuvre, qu'un écrit viendra décapiter au moment même où, l'ayant assise sur des bases solides, il espérait faire bénéficier le service de la somme bienfaisante des résultats acquis ?

Le manque d'esprit de justice, la pratique de l'inégalité font chavirer les plus belles entreprises parce qu'elles minent l'esprit de dévouement et de sacrifice, détériorent le goût d'obéir, sapent la volonté. Si robuste que soit la foi d'un homme, le contact permanent avec l'injustice estompe, assombrit, finit par amoindrir son effort. Je ne sais rien de plus dur dans la fonction du médecin-chef que son impuissance à récompenser les plus méritants.

Un brancardier est plus que brave au feu, il est héroïque ; son dévouement, dans les circonstances les plus périlleuses, est donné en exemple. Il est discipliné, il a de l'initiative ; il impose à ses camarades, qui le respectent et qui l'aiment. Il réunit toutes les conditions requises pour être nommé caporal ou, s'il est caporal, sergent. Passera-t-il caporal ou sergent ? Non. Obligatoirement les vacances sont comblées par les sujets envoyés du dépôt.

A ceux-ci, fussent-ils méritants, manquent non seulement l'expérience du feu, mais encore les souvenirs communs qui, entre gens soumis aux mêmes souffrances, vivant les mêmes tristesses, créent la solidarité. N'importe ; c'est l'envoyé du dépôt, celui qui, jusqu'alors, n'a eu qu'à faire face à des difficultés d'arrière et n'a jamais vu le feu, c'est celui-là qui sera l'élu, qui commandera à des hommes qui, eux, ont fait plus que s'honorer par cinquante traits de bravoure, des hommes auxquels il sera, lui, le chef, humblement contraint de demander les conseils de leur expérience. Je me souviens de l'attitude folle d'un gradé envoyé ainsi du dépôt à mon G. B. D. lorsque le premier obus qu'il entendit éclata à 150 mètres de lui. Je parvins à faire réexpédier d'où il venait cet infirme.

Est-ce à dire qu'un gradé venu du dépôt soit nécessairement insuffisant ? Évidemment non. Mais ce qui est cruel, c'est que ceux qui sont au feu, jetons dédaignés sur l'échiquier bureaucratique, QUELS QUE SOIENT LEURS MÉRITES ET LEURS SACRIFICES, SI GRANDS QUE SOIENT LES SERVICES QU'ILS ONT RENDUS, n'ont pas de droit à l'avancement.

« Hors de l'arrière, point de salut (1). » Parce qu'en vrai et loyal soldat, en vrai et loyal ci-

____

(1) J'ai encore dans l'oreille les éclats de rire par quoi des médecins descendant des tranchées comprenaient en quel mépris les tenaient des confrères pour qui risquer sa vie pour les blessés constituait une *faiblesse* flagrante, indigne de toute considération ; n'être pas exposé à risquer sa vie, la preuve d'une *force* méritoire, digne de tous les avantages et de toutes les récompenses.

toyen, tu as offert ta vie, parce que tu es, toi, au poste où l'on ne cesse pas de risquer d'être tué, tu es marqué, et c'est aux autres qu'iront nécessairement les avantages.

L'impossibilité de récompenser par le galon plus que mérité d'humbles serviteurs, dont la conduite avait forcé l'admiration de leurs pairs et celle de leurs supérieurs, demeurera une des douleurs que me valut la guerre et je ne me souviendrai jamais de cette chose sans éprouver un poignant sentiment d'amertume.

G. B. D. — Aumônerie.

Les aumôniers ont été placés au G. B. D. Cette affectation donne la mesure de la confiance accordée au libéralisme des médecins-chefs de G. B. D. J'ai lieu de croire que cette confiance fut justifiée. Personnellement, j'ai conservé de ma rencontre avec les aumôniers militaires, tant en Afrique que dans la dernière guerre, beaucoup d'estime pour la plupart d'entre eux, de l'amitié pour beaucoup, de l'admiration pour certains.

Du point de vue particulier d'un médecin d'armée, je crois devoir signaler toutefois que l'aumônerie, telle qu'elle fonctionne en cam-

pagne, présente deux inconvénients susceptibles d'exercer sur notre corps, l'un indirectement, l'autre directement, des répercussions
fâcheuses.

Sur le premier, je dirai ceci : c'est que je considère à l'égal d'un exemple regrettable que
des hommes — fussent-ils prêtres respectables
ou médecins éminents — soient affranchis des
règles qui, en toute administration, contraignent
pour avancer *à suivre une filière hiérarchique* (1).

Par cela même que l'armée apprécie dans le
prêtre non les mérites du théologien ou le degré plus ou moins grand de sainteté, mais qu'elle
réclame des vertus militaires et humaines (activité, sens pratique); par cela même qu'elle
confie à un aumônier le soin de régir d'autres
prêtres pour régler au mieux le service du culte
dans une division, il semble qu'il conviendrait
de réserver le droit de récompenser, par l'avantage terrestre que constitue l'octroi d'un galon, le plus ou moins d'aptitude ou de zèle dans
la manifestation de la qualité terrestre qui consiste à organiser et à commander.

(1) L'observance de ce principe doit, à mon avis, être générale. Elle n'a pas d'inconvénients puisqu'il est possible de
ne pas maintenir un parallélisme étroit entre l'importance
du grade et celle de la fonction et qu'au surplus on peut,
par l'effet de prescriptions appropriées, faciliter aux plus
méritants le franchissement très rapide des échelons inférieurs.

Sousle prêtre, l'homme subsiste. Si insinuante est la malignité qui se glisse là où n'est pas la justice que j'en viens à me demander si une assemblée de saints elle-même pourrait complètement résister à certains de ses assauts.

Deux faits à titre d'exemple :

Je pourrais citer un diocèse où l'évêque, pris de court par la mobilisation, désigna pour les fonctions d'aumônier à trois galons ceux des prêtres dont l'habitation était la plus proche du palais épiscopal. En sorte que, manque d'un départ entre les aptitudes et ce que j'appellerai la capacité de zèle et de savoir-faire, les uns, parmi les prêtres du diocèse, furent intronisés d'emblée et pour jamais officiers, jouissant d'emblée des droits, influences et avantages que peut donner le grade de capitaine sans peut-être demeurer toujours soumis à toutes les obligations qu'impose ce grade, alors que les autres, non moins savants, non moins pieux, non moins dévoués, non moins aptes à diriger, s'en allèrent simples soldats-infirmiers de 2ᵉ classe, pliés aux exigences parfois terriblement pénibles imposées aux soldats, soumis intégralement à toute la discipline de toutes les hiérarchies sans même que l'espoir leur fût permis de décrocher quelque jour le galon enviable du simple caporal.

Car — et me voici au deuxième fait que je voulais citer, — alors que les mots me manquent pour apprécier assez élogieusement les mérites de certains des prêtres, simples brancardiers de mon G. B. D., il me fut toujours impossible, malgré mes efforts, de faire donner à aucun d'eux les galons de caporal. Si pénétrés fussent-ils de modestie et d'abnégation, ce galon leur eût causé une inexprimable satisfaction...

Dans l'aumônerie, entre le capitaine qui parfois rend moins de services et le soldat qui parfois en rend davantage, nul degré. Et ceci, qui est contraire à l'esprit de justice et à l'ordre, est d'un exemple regrettable.

Je crois fâcheux de faire — même avec de saints hommes — des capitaines *d'emblée* autant que je crois funeste de limiter irrévocablement l'avenir des soldats méritants. A moins qu'on ne pose en principe l'équivalence militaire des mérites militaires et des mérites non militaires. Et ceci nous conduirait, à bref délai, à saluer du titre de médecins inspecteurs généraux de l'armée beaucoup de médecins civils, car la médecine civile recèle d'incomparables floraisons de praticiens et de spécialistes très éminents ou très en renom.

L'inconvénient résultant d'un manque de hiérarchie ou, plus exactement, de l'absence d'une filière hiérarchique pour les prêtres militarisés est surtout préjudiciable aux prêtres eux-mêmes ; le clergé en a pâti et, la guerre terminée, continuera d'en pâtir plus qu'on ne l'imagine. Quant à l'autre inconvénient que je tiens à signaler, je devrais peut-être dire quant à la « *possibilité* » d'un autre inconvénient, c'est de la médecine d'armée, de l'intérêt même du corps de santé qu'il s'agit.

Je n'eus l'intuition d'un certain désagrément possible que, longtemps après le début de la guerre, par de petites difficultés qui me furent suscitées, à propos de quoi un officier du culte réformé me tint, non sans quelque arrogance d'expression, un langage qui signifiait : « *Chef de brancardiers, vous êtes tenu de loger et de nourrir mon pasteur. Un point, c'est tout. Lui ne vous doit rien, il n'est pas sous vos ordres, n'a aucune obligation envers vous, de quelque nature qu'elle soit.* »

Je n'aurais pas prêté autrement attention à ce propos qui me paraissait saugrenu et n'eus point envisagé la *ridicule et humiliante conception du G. B. D.-hôtellerie*, si l'argument ne m'avait été, par la suite, réitéré à l'occasion d'aumôniers catholiques romains.

Je ne puis concevoir pourquoi le prêtre-soldat

serait astreint à toutes les disciplines militaires alors que le prêtre-capitaine serait exonéré de toute obéissance militaire. Je dois d'ailleurs déclarer que nul prêtre — pas plus le pasteur, qui était et est demeuré mon ami, que ses camarades les prêtres catholiques romains — nul prêtre ne se fit partisan de la doctrine qui m'était opposée et même que ceux des prêtres dont je sollicitai l'opinion la répudièrent catégoriquement (1).

Le G. B. D. n'est ni un hôtel ni un restaurant. Chacun y doit figurer à son rang militaire et contribuer à l'accomplissement de la fonction du groupe, qui est de *secourir le blessé*.

Le médecin-chef doit donner aux aumôniers toutes facilités pour l'exercice de leur ministère; mais, dans le temporel, il est nécessaire qu'il demeure le chef à qui tout le monde doit obéissance. Dans mon G. B. D., les aumôniers, tant catholiques que protestant, avaient en poche un billet, signé de moi, leur donnant en permanence la plénitude des autorisations dont je pouvais disposer pour leur permettre d'aller,

(1) On aurait tout à fait tort de croire que ce conflit doctrinal me donna de l'aigreur. J'avais d'autant moins de raisons d'en éprouver que les objections qui me furent faites à propos des prêtres catholiques romains vinrent de compagnons particulièrement respectés et aimés. Il est vraisemblable de penser que ceux-ci furent, parfois, inexactement renseignés.

soit de jour, soit de nuit, satisfaire aux devoirs que réclamait leur conscience. Je les avais prévenus que je m'interdisais de leur demander où ils allaient et ce qu'ils faisaient. Mais une obligation leur était imposée : faire savoir, en cas d'absence exceptionnelle, quand ils partaient et quand ils revenaient. Et ils étaient astreints encore à d'autres servitudes : celles de se conformer aux règles et mesures générales de discipline qui ne se trouvaient point en opposition avec l'accomplissement de leur mission.

Je puis dire que je n'eus pas de difficultés avec eux. Ce furent de bons et cordiaux camarades, tolérants, intéressants et d'esprit ouvert; certains, je l'ai dit, furent et demeurent pour moi des amis; je m'incline devant le dévouement dont firent preuve nombre de ceux que je vis à l'œuvre et je proclame mon respect et mon admiration pour la beauté, vraiment chrétienne, de l'humilité, du renoncement à soi-même, de l'esprit de sacrifice, pour l'incessant labeur dans les tâches les plus modestes, parfois les plus répugnantes, pour la foi patriotique et pour la bravoure au feu, pour l'affection vraie envers tout poilu, envers toute humanité dont, inlassablement, témoigna sous mes yeux le R. P. R..., de la Compagnie de Jésus. Et j'en pourrais citer de jeunes qu'un tel esprit de

sacrifice entraînait que je devais les faire surveiller pour empêcher qu'ils ne se fissent tuer
sans nécessité.

Tous ne furent pas ainsi. Mais chez nul prêtre
je ne rencontrai d'opposition aux nécessités de
discipline. Et d'un incident regrettable je ne
puis sans doute que conclure avec simplicité
qu'il se rencontre toujours plus royaliste que le
roi et que c'est chez les ultras que le diable a le
plus clair de ses chances de faire des récoltes
fructueuses.

Si je me trompe, si l'esprit d'indépendance
dans le clergé est tel que le prêtre placé au
G. B. D. ne puisse accepter la discipline du
G. B. D., mon opinion est de toute netteté : que
le service de santé obtienne au plus tôt que le
prêtre soit placé ailleurs qu'au G. B. D.

Dans un G. B. D., il est *nécessaire* que le médecin-chef soit le chef. Quiconque appartient au
G. B. D., officier, sous-officier ou soldat, qu'il
soit de l'administration ou du train, de l'aumônerie ou de la médecine, de la pharmacie, de la
toxicologie (1), de la dentisterie ou de l'automo-
bilisme, doit reconnaître en lui le *chef*. Expression de la volonté du général, il représente, aux

(1) Autre exemple fâcheux de la méconnaissance des nécessités militaires : il semble que l'indépendance vis-à-vis
du médecin-chef soit en passe d'être revendiquée par le
service toxicologique.

yeux de tous, le Commandement et ne doit pas cesser un seul instant d'avoir sur chacun tous les pouvoirs d'un chef de corps.

La réalisation d'un G. B. D.-hôtellerie, d'un G. B. D.-restaurant, d'un G. B. D.-gargote serait à la fois une humiliation pour des officiers-médecins qui n'ont rien fait pour la mériter — et une absurdité.

G. B. D. — Matériel.

Je laisse pour un autre moment l'étude détaillée du matériel d'un G. B. D.

Un G. B. D. doit, à mon avis, comprendre :

— des brancards et des brouettes porte-brancards, instruments de travail des brancardiers ;

— des automobiles (1) conduites par leurs chauffeurs pour le transport des blessés ;

— des voitures avec attelages et conducteurs ;

— éventuellement, en pays montagneux, des cacolets avec mulets et conducteurs.

Ajoutons à cela des pansements, quelques médicaments et un arsenal chirurgical permettant de parer à des besoins immédiats ou imprévus.

Je ne sais pas si, présentement, le transport

______

(1) Et des « side-cars » — ou des appareils équivalents. (*Note ajoutée sur épreuve.*)

des blessés se trouverait avantagé par l'emploi
de moyens autres que ceux dont je viens de
donner la liste. Il se peut que l'avenir fasse
dans un G. B. D. leur part aux trains sur route
ou sur voie étroite, aux aéroplanes, etc..., pour
réaliser les opérations qui consistent à débarrasser les lignes de leurs blessés le plus rapidement possible. Je ne suis pas convaincu,
d'autre part, que l'unification des principaux
personnels (train, administration...) qui colla-
borent à la tâche commune aurait des avantages
sur l'utilisation d'éléments spécialisés à des
besognes distinctes dans cette tâche commune.
Mais j'affirme catégoriquement que, quels que
soient les éléments qui entrent dans la composition d'un G. B. D., qu'ils en fassent organi-
quement partie ou n'y soient que passagère-
ment attachés, le G. B. D. *doit* avoir un chef
unique, nanti du droit de récompenser et de
punir, pourvu des prérogatives du chef de
corps, avec tous les droits attachés réglementairement à cette dignité. Qu'il soit du train,
de l'administration, de l'automobile, de la toxicologie ou de la médecine, quiconque, officier
ou soldat, est au G. B. D., *doit* se trouver placé
sous l'autorité du médecin-chef, chef de corps.
C'est l'indispensable condition du plein rendement et du rendement harmonieux.

En ce qui a trait au matériel, je dis plus loin le bien que je pense de la brouette porte-brancard.

Quant au brancard, lorsque la guerre commença à devenir une guerre de boyaux et de tranchées, boyaux et tranchées parfois étroits et de passage difficile, sinon même tout à fait impraticables, je rendis compte de ce qu'à mon avis il serait utile de mettre en usage un brancard qui pût aisément se transformer en chaise à porteurs. Puis, avec la collaboration d'un adroit brancardier de mon groupe, je construisis l'appareil (chaise-brancard Saint-Paul-Cartereau) et j'eus la satisfaction de le mettre en service, puis de constater que l'utilisation de notre chaise-brancard, tantôt brancard ordinaire, tantôt chaise pour blessés, répondait aux exigences des terrains traversés par des boyaux et des tranchées sans largeur, que la transformation de brancard en une sorte de fauteuil ainsi que la transformation inverse pouvait s'effectuer, sans difficultés, au cours même du transport d'un blessé, enfin que le poids de l'appareil n'était pas excessif.

De ce qu'il advint de cet appareil ainsi que des plans, devis, notes et photographies prises à ce sujet, je suis demeuré sans nouvelles.

Bien des médecins imaginèrent, pendant la guerre, des appareils pour transporter commodément les blessés. Il n'existe pas dans mes intentions d'étudier aucun d'entre eux, mais, parmi ceux que je vis, il s'en trouvait qui étaient fort ingénieux et pratiques. J'ignore quel fut le sort de la conception chaise-brancard, si elle suscita des imitations ou, par contre, si, antérieurement ou dans le même temps que je l'imaginai, elle fut, sans que j'en eusse eu connaissance, l'objet de réalisations analogues.

G. B. D. — Automobiles.

Le 18 octobre 1914, j'écrivais :

« Il serait très avantageux, au point de vue de la célérité des évacuations des blessés et de leur confort, de doter les groupes de brancardiers divisionnaires d'une section automobile, composée de six voitures au moins, section qui serait affectée à chacun d'eux à titre permanent.

« Pour rendre nettement ma pensée par un exemple concret, j'imagine que, disposant de six voitures automobiles, je suis avisé qu'une centaine de blessés se trouvent sur la ligne de feu ou aux abords de la ligne de feu, à une distance d'une quinzaine de kilomètres du groupe au repos ou en action sur quelque autre point de la ligne.

« Profitant d'une accalmie de l'action, je me porte le plus près possible avec :

1º Les six voitures automobiles ;

2º Vingt brancardiers (pourvus de deux jours de vivres), transportés par les automobiles ;

3º Vingt brancards transportés par les automobiles ;

4º Dix brouettes porte-brancards transportés par les automobiles (1).

« Je débarque le plus près possible des blessés les vingt brancardiers, qui commenceront à explorer le terrain, useront sur nombre de petits chemins (ou sur les chemins où autos et voitures ne peuvent pas se défiler) des brouettes porte-brancards, l'instrument précieux qui ne cesse de rendre les plus grands services.

« Les blessés, évacués sur les ambulances (par les automobiles faisant le va-et-vient), les vingt brancardiers :

— ou bien seront ramenés par les automobiles si leur tâche est terminée et si la chose est possible ;

---

(1) Je connaissais trop peu, au mois d'octobre 1914, le véhicule exceptionnel qu'était alors l'auto sanitaire pour proportionner avec précision le nombre des voitures avec le nombre d'hommes et les charges à transporter.

— ou bien seront repris par des voitures du groupe envoyées à leur rencontre ;

— ou bien reviendront à pied ;

— ou bien, usant des vivres dont ils ont été munis pour quarante-huit heures, puis ravitaillés par les autos, gîteront sur place et continueront leur exploration du terrain où ils constitueront un poste de recueil.

« Il me paraît évident que, dans un avenir rapproché, en un pays pourvu de routes, les groupes de brancardiers seront essentiellement automobiles, la formation telle qu'elle existe actuellement étant *trop lourde* et *trop lente*, ses moyens ne paraissant pas aller de pair avec les ressources offertes par les progrès actuels de la mécanique.

« Si, à M..., nous avions disposé, non de 90 autos assurant le service de l'ambulance sur l'arrière, mais bien de 80 autos assurant ledit service et de 10 autos assurant le service de l'avant sur l'ambulance, il n'est pas douteux que les blessés eussent été plus vite secourus et transportés dans des conditions beaucoup plus douces. Je crois que le moment serait venu de préparer l'évolution nécessaire en expérimentant les résultats que fournirait une section automobile, composée de six voitures au moins, incorporée à un groupe de brancardiers.

« Les voitures d'ambulance, appareils lents et de peu de rendement, les cacolets, appareils douloureux, continueraient d'être utilisés pour les petits blessés, éclopés et petits fiévreux.

Observations. — « 1° Si le groupe de brancardiers était doté d'une section automobile, il serait nécessaire que les conducteurs des voitures fussent choisis parmi des hommes de sang-froid et ne redoutant pas le danger.

« 2° Il est clair que chaque fois que la section automobile du groupe de brancardiers redeviendrait libre, par suite du relèvement de tous les blessés, les voitures, à l'exception de l'une d'elles, que l'on conserverait comme *en-cas*, seraient envoyées par le médecin-chef du groupe de brancardiers aux médecins-chefs d'ambulance pour leurs évacuations sur l'arrière, le médecin divisionnaire restant d'ailleurs le maître absolu de leur affectation et de leur répartition en tout temps.

« 3° Ainsi que me l'indiquait M. le médecin-major M..., il serait parfois avantageux que les corps de troupe fussent, à de certains moments, pourvus d'une voiture automobile destinée au transport des blessés et des malades. Un groupe de brancardiers pourvu d'une section automobile de *quelque importance* pourrait assurer ce service, c'est-à-dire prêter de ses autos à des corps de troupe pendant le temps nécessaire.

« 4° Une discipline stricte devrait prévoir l'interdiction de l'accès des voitures à toutes personnes n'appartenant pas au personnel sanitaire et n'ayant pas un motif de service certifié par un écrit délivré par le médecin-chef, écrit indiquant la nature et la durée de ce service, chaque fois et pour chaque cas. »

Insistant sur la nécessité de pourvoir les G. B. D. de sections automobiles, j'écrivais le 12 décembre 1914 :

« 1° L'attribution à titre définitif de cinq brouettes porte-brancards à chaque corps de troupe rendrait, dans maintes circonstances, *immensément service* pour l'évacuation des blessés de la ligne de feu sur les postes de recueil et de secours.

« 2° Dans maintes circonstances, l'attribution d'au moins six automobiles au groupe divisionnaire de brancardiers rendrait *immensément service* pour l'évacuation rapide des blessés des postes de secours sur l'ambulance.

« J'insiste sur ce point que les autos transportant une vingtaine de brancardiers, dix brouettes porte-brancards et des vivres permettraient souvent la constitution, l'improvisation infiniment rapide d'un poste de recueil où brancardiers, brouettes et vivres seraient laissés tant que besoin, alors que les autos feraient la navette entre le poste de recueil et l'ambulance. Les brancardiers laissés sur le terrain feraient la recherche des blessés et se serviraient des brouettes porte-brancards dans les chemins inaccessibles aux automobiles.

« Dans le fonctionnement typique du Service de santé comprenant : ligne de feu, poste de secours, ambulance, les autos du groupe de brancardiers divisionnaires permettraient un transport *infiniment plus rapide*, plus doux et souvent moins dangereux des blessés, au moins sur la majeure partie du trajet. C'est là où le trajet deviendrait impossible aux autos que les brouettes porte-brancards (qu'elles auraient transportées ainsi que des hommes) seraient utilisées. Dans les conditions particulières de guerre dans lesquelles nous nous trouvons actuellement, il me paraît incontestable que, si je possédais seulement deux autos et si les corps possédaient seulement trois brouettes porte-brancards, des blessés transportés de la ligne de feu à l'ambulance en trois, six ou dix heures, le seraient presque toujours en deux heures de temps.

« Mon avis formel est que l'attribution à titre définitif de brouettes porte-brancards aux corps de troupe d'infanterie, et au groupe divisionnaire de brancardiers l'attribution d'autos à titre définitif, aurait pour résultat : *l'abaissement dans des conditions très considérables du nombre des plaies infectées, la possibilité de pratiquer beaucoup plus rapidement les opérations d'urgence, le déblaiement plus rapide du champ de bataille.*

« 3° Si l'on adoptait l'auto pour le groupe de brancardiers, il ne faudrait cependant pas, à mon avis, lui enlever ses grandes et petites voitures pour blessés avant que l'expérience ait prononcé. Il peut se trouver tels cas où les autos soient inutilisables ; il peut advenir aussi, après une action importante, que les autos étant employées au transport des grands blessés, les voitures soient, dans le même moment, du secours le plus efficace pour drainer tous ceux des blessés, éclopés ou malades dont l'évacuation rapide est nécessaire pour le déblaiement du champ de bataille, sans que leur état nécessite, cependant, des soins d'extrême urgence.

« 4° Les brouettes porte-brancards rendent des services merveilleux. On les rendrait plus confortables en prévoyant un vélum (toile de tente, bâche) disposé au-dessus de la tête du blessé et préservant celui-ci du soleil et de la pluie. Les ressorts de suspension sont trop durs ; elles font trop de bruit en roulant, ce qui est dangereux lorsque, ainsi qu'il arrive fréquemment, elles sont utilisées au voisinage immédiat de l'ennemi.

« Là où s'arrête la voiture (et où ne s'arrête pas forcément l'auto), le règne de la brouette commence. Nos brouettes nous sont d'un secours quotidien et sans elles les évacuations seraient beaucoup plus lentes.

Supprimé par la censure.

« 5° Les cacolets ne m'ont servi que deux fois et seulement parce que nous étions submergés et faisions flèche de tout bois. Il serait à mon avis imprudent de s'en débarrasser, parce que nous devons escompter que nous opérerons dans telle région montagneuse où mulets et cacolets seuls pourront rendre rapidement des services. »

L'expérience n'a pas modifié l'opinion que je m'étais faite en 1914, et, à mon avis, un G. B. D. en action doit comprendre

— une section automobile (autos et side-cars) (1);

— des voitures à chevaux pour blessés (elles seules, sur la Somme, au cours d'une phase où le surmenage ne permettait plus de faire refluer les brancardiers jusqu'au terminus éloigné que le défoncement des routes boueuses interdisait aux autos de dépasser, m'ont permis une évacuation rapide des blessés);

— des mulets avec cacolets chaque fois que l'on opère dans une région accidentée.

Ajoutons que le G. B. D. doit être *essentiellement mobile et souple*. C'est pourquoi je conseille de l'exonérer, en dépit de leurs mérites parfois très remarquables, des spécialistes; il convient de les remplacer par des médecins, à qui l'on adjoindra un chirurgien. Enfin le médecin-chef entretiendra la souplesse de son groupe en l'entraînant aussi bien sur route qu'en station à se disloquer subitement en sections prêtes à vivre indéfiniment de leur vie propre comme à se regrouper au premier signal. Je conseille fortement cette pratique, qui m'a donné les meilleurs résultats.

En résumé, je conçois le G. B. D. comme un organe devant être débarrassé de certaines spé-

(1) Ou appareils équivalant aux side-cars.

cialisations techniques (toxicologie, dentisterie, pharmacie), mais pourvu de puissants **moyens** de transport et en particulier d'une section automobile affectée, à titre permanent, au **groupe** et placée formellement sous les ordres du médecin-chef. Pendant l'action, en cas d'insuffisance du nombre des autos, la section **serait** renforcée par des autos tirées d'une **réserve** d'une cinquantaine de voitures à la **disposition** du directeur du Service de santé du C. A. En période de repos, la section automobile du G. B. D. assurerait les évacuations **des malades** de la division ou serait, en totalité ou **en partie**, prêtée à d'autres organes sanitaires, ou **bien** irait, en totalité ou en partie, grossir la **réserve** du directeur du Service de santé.

Je pense également que le médecin principal, médecin divisionnaire, pourrait être, **en même** temps, médecin-chef du G. B. D., à **condition** toutefois de le doubler d'un médecin-major **de** son choix et de le doter d'une *auto* de jour et **de** nuit à *sa disposition exclusive* (1). Cette disposition supprimerait des transmissions ; elle **rendrait** plus expéditives les évacuations, **assurant** ainsi aux blessés le traitement d'ambulance **plus**

(1) Il suffirait d'augmenter la S. S. A. d'une voiture construite pour l'usage du médecin divisionnaire. Bien entendu, motocycliste et motocyclette sont indispensables au médecin-divisionnaire.

rapidement et débarrassant plus rapidement le champ de bataille.

Une autre bonne condition d'exécution rapide du service serait encore que le médecin divisionnaire, *médecin-chef d'une division*, directeur du Service de santé de cette division, fût pourvu du droit d'ordonnancement (avec mise à sa disposition du personnel suffisant pour assurer l'ensemble de ses services), du droit de nommer sous-officiers, caporaux et brigadiers dans les formations sanitaires de la division, du droit de citation à l'ordre du régiment des militaires faisant partie de ces éléments, et que ce fût *directement* que le médecin divisionnaire reçût du médecin de l'armée les instructions techniques.

Plus sera rendu *exclusivement divisionnaire* le service du médecin *divisionnaire*, plus les choses iront *harmonieusement* et plus aussi il y aura, au bénéfice du blessé et du malade, économie de *temps* et de *papier*.

Le directeur du Service de santé au corps d'armée aurait, en ce qui a trait aux éléments sanitaires du corps d'armée, des attributions identiques à celles du médecin divisionnaire dans sa division (1) ; il aurait en outre la direc

---

(1) Pendant l'action, il sera parfois nécessaire qu'une des ambulances divisionnaires, trop éloignée du médecin divisionnaire, soit placée sous l'autorité du directeur du Service de santé du C. A.

tion des réserves de personnel (v. p. 68) et d'autos (v. p. 64). Plus gradé ou plus ancien que les médecins divisionnaires, il pourrait être chargé de missions techniques spéciales dans le C. A.; il tiendrait le contrôle du personnel médical du C. A. et, en cas de déficit soudain, aurait l'initiative des propositions permettant de parer aux besoins d'une division à l'aide de prélèvements momentanés sur le personnel des autres divisions du C. A.

Dans la règle, les médecins divisionnaires continueraient d'être médecins principaux de 1re ou de 2e classe, et les médecins de C. A. médecins principaux de 1re classe ou médecins-inspecteurs.

Groupe de brancardiers de corps : G. B. C.

Le G. B. C. (groupe de brancardiers de corps) paraît avoir été conçu comme un organe destiné à renforcer un G. B. D. débordé au cours ou à la suite de l'action. Comme tel, il est évident que, lorsque des brancardiers de corps vont au feu, *ils doivent y être accompagnés par leurs chefs propres*. Il serait tout à fait inadmissible que des soldats et des gradés fussent envoyés au danger, alors que leurs officiers ne les y accompagneraient pas pour leur donner le bon exemple, leur servir d'entraîneurs et aussi, en cas de collaboration avec un G. B. D., pour leur faciliter la vie, dans un milieu autre que le leur.

Médecin-chef de G. B. D., j'ai toujours tenu très fermement la main à ce que les équipes de G. B. C. ainsi que les territoriaux venus en renfort à mon groupe (1) fussent traités sur un pied d'égalité parfaite avec mes propres brancardiers, qu'ils eussent les uns et les autres mêmes risques et même confort, travail, repos, alimentation identiques et qu'ils participassent aux mêmes récompenses. C'est un point que je signale parce qu'il est important; l'esprit de corps ayant vite fait de jeter le discrédit sur les nouveaux venus, de leur imposer les corvées particulièrement pénibles et par là de les conduire à une aigreur dont le résultat est un moindre rendement.

C'est au médecin-chef du G. B. C., à ses médecins et officiers brancardiers, présents sur le terrain, qu'il appartient de défendre les intérêts de leurs hommes et de leurs gradés, d'éviter les atteintes à l'esprit de justice qui leur seraient préjudiciables.

Une fraction du G. B. C. n'est pas affectée à

____

(1) Au nombre de plusieurs centaines parfois.

la relève et au transport des blessés : c'est la section d'hygiène et de prophylaxie, laquelle, placée sous les ordres d'un médecin-major spécialiste, donne au G. B. C. une composition disparate dont la nécessité n'est pas, à mon avis, évidente.

En décembre 1915, j'écrivais :

« Mon opinion est que le G. B. C. est un organe destiné à disparaître en donnant naissance à deux organes absolument distincts :

« a) Un organe purement scientifique, autonome, n'ayant rien de commun avec le transport des blessés et destiné à étudier hygiène, prophylaxie, toxicologie, etc.;

« b) Un dépôt ou une réserve de brancardiers dressés au transport des blessés et destinés à aller sur le terrain, au premier signal, grossir un G. B. D. ayant besoin de renfort. Cette réserve, ce dépôt devrait être d'une composition aussi peu complexe que possible. »

Réduire le G. B. C., organe de C. A., à n'être qu'un dépôt, semblable à ce qu'est le D. D. pour une division d'infanterie, et placer cet organe de réserve, de renfort et aussi de repos (1) sous les ordres d'un seul médecin ou d'un seul offi-

(1) Par roulement entre les brancardiers fatigués des G. B. D.

cier d'administration, eût été, je crois, une solution favorable aux intérêts du service de relève et de transport des blessés, d'autant qu'elle eût permis de faire passer avantageusement dans le cadre médical insuffisant des G. B. D. des médecins parfois longuement immobilisés dans le G. B. C. tel qu'il existe.

Quant à l'organe du spécialiste (hygiène et prophylaxie), je crois qu'il serait aussi bien de l'intérêt du service auquel il est destiné que de celui des brancardiers qu'il soit nettement séparé de ces derniers et qu'il vive d'une vie personnelle. Sans doute serait-il indiqué de l'adjoindre parfois, pour une certaine durée, à telle ou telle formation, une ambulance par exemple, mais je suis d'avis qu'il doit avoir son existence propre, laquelle n'a rien à voir avec le métier de brancardier.

Il y aurait même lieu d'adjoindre à la section d'hygiène devenue autonome différents services — toxicologie, dentisterie — qui alourdissent exagérément le G. B. D. où ils ont été placés parce que la longue stagnation des armées, coïncidant avec certaines méconnaissances du travail effectué sur le terrain, n'a que trop fréquemment conduit à envisager le G. B. D. comme une sorte de grand magasin d'où l'on peut tirer toutes sortes de services et de transits, tenant toutes sortes de rayons et où l'on peut déposer toute espèce de marchandises.

En fait, le médecin-chef du G. B. D. a été contraint de tenir les rôles les plus dissemblables, n'ayant rien de commun avec son rôle propre tel que nous l'avons précédemment défini (voir p. 18 à 30 : **G. B. D. — Le Médecin-Chef**). L'homme ne suffit plus à la tâche ; le groupe perd de sa souplesse parce que le manque d'une connaissance quelque peu vécue des conditions de fonctionnement d'un G. B. D. obscurcit la notion que, pour le bien des blessés, le G. B. D. doit être une troupe essentiellement allante.

Un mot sur la constitution d'équipes spécialisées au transport et à la manipulation des cadavres. Tenter d'individualiser de pareilles équipes dans un G. B. D., c'est exposer les blessés à un danger contre l'installation duquel je me suis élevé de toutes mes forces.

Fréquemment, en effet, le moment survient inopinément où équipes et matériel spécialisés sont, pour hâter la relève des blessés, rendus d'urgence à la fonction normale : celle du brancardier. Des conditions de malpropreté, généralement *inévitables* dans la tranchée ou au cours de l'action, font que les mains, les vêtements, le matériel demeurent souillés par les

cadavres ; — et l'imprégnation, parfois, diffuse en dehors même de celles des équipes et
du matériel qui furent spécialisés. La conséquence se solde par des infections de plaies et
par des morts plus nombreuses.

Conseils.

La rédaction des ordres. — Il est à la fois outrecuidant et dangereux de donner des conseils.
Surtout lorsque, présentant un ouvrage aussi
particulièrement mal écrit que celui-ci, on se
mêle de recommander la brièveté et la clarté.

Mais, outre que la rédaction d'un écrit imprégné de conceptions philosophiques est une
chose et que celle d'un ordre militaire en est
une autre, je pourrai toujours invoquer le précepte : « Faites comme je vous dis et non comme
je fais. »

La rédaction des ordres est d'une grande importance. L'incohérence et la précipitation chez
ceux qui ordonnent ont entre autres mauvais
résultats : l'inattention, la démoralisation et le
gaspillage. Et bien d'autres conséquences pernicieuses peuvent encore être légitimement attribuées aux énoncés vicieux ou obscurs.

De même qu'il ne faut pas hésiter à faire ré

péter par un inférieur l'ordre que cet inférieur est chargé de transmettre oralement afin de s'assurer qu'il l'a bien entendu, de même est-il bon pour juger de la clarté d'un ordre, écrit ou oral, de donner connaissance de cet ordre à quelque inférieur doué de moyens limités, afin de reconnaître par les explications qu'on exige de lui si l'ordre est ou non parfaitement clair et intelligible pour quiconque.

Dans une excursion faite en commun, on doit, sous peine de « semer » des compagnons, régler l'allure non pas sur ceux qui ont le plus de moyens, mais bien sur ceux qui en ont le moins. Si intelligents que soient ceux auxquels s'adresse un ordre ou un compte rendu, il faut énoncer cet ordre ou ce compte rendu comme s'ils devaient être interprétés par des pauvres d'esprit. La raison en est que l'ordre ou le compte rendu ont chance de rencontrer un homme ou fatigué, ou inattentif pour différentes raisons, ou submergé par la lassitude que lui vaut une avalanche de paperasses conduisant dans le même moment son esprit dans les directions les plus diverses.

Il importe peu que l'ordre soit rédigé en termes élégants ou même simplement corrects ; l'Académie n'a que faire dans les tranchées. Si d'aucuns conservent, en toutes circonstances, la facilité d'écrire avec grâce et d'impeccable façon, c'est par l'effet d'un don plein de charmes, don enviable certes, mais qui, en guerre, n'est pas indispensable ni même nécessaire.

Ce qu'il faut avant tout, c'est que l'ordre soit tellement clair qu'un sot lui-même ne puisse pas ne pas le comprendre et cette clarté ne sera obtenue qu'au prix d'une brièveté qui ne permet pas le fléchissement de l'attention. Correct ou incorrect, il sera parfois utile que le style, exempt des outrances qui provoquent la moquerie, soit tout de même assez fortement imaginé qu'il impressionne malgré soi l'esprit du lecteur, impose à sa mémoire des empreintes tenaces parce que saisissantes.

C'est un point sur lequel le tact du médecin-chef doit s'exercer que de déterminer ceux des ordres qui doivent être éclairés par l'exposé des raisons qui les motivent et ceux qui ne sont que l'expression sans développements des décisions d'une volonté supérieure dont il n'est pas de l'intérêt des inférieurs de connaître les mobiles.

Étant entendu que l'obéissance de l'inférieur doit, en toute circonstance, subsister impeccable, il est évident que, lorsque le chef explique ses raisons d'agir, ce n'est pas pour obvier à un manque possible d'obéissance de la part de l'inférieur. C'est pour intéresser celui-ci à la tâche entreprise, en lui révélant un plan d'action qu'un énoncé concis ne lui permettrait pas de soupçonner ou en lui ouvrant des aperçus qui inciteront son activité à s'exercer d'une façon originale et profitable à l'exécution du dessein conçu par le chef. Le procédé, s'il reste exceptionnel ou limité à une sorte ou à certaines sortes seulement d'actions, aura l'avantage de donner à l'ordre *expliqué* une valeur particulière — ne fût-ce que par cela même qu'étant d'emploi inhabituel, il suscite tout de suite l'intérêt.

Pour la plupart des ordres, il suffit au contraire que le médecin-chef fasse connaître sa volonté sans se mettre en peine d'expliquer les raisons qu'il a d'ordonner. Car, dans l'immensité des cas, ses explications auront le défaut de paraître parfaitement oiseuses à ses subordonnés, de compliquer son travail d'écriture, de contribuer à l'accroissement de la formidable consommation du papier, enfin et surtout d'obscurcir chez lui le sens de la clarté et de la brièveté d'expression, qui, pour autant que j'ai pu en juger, et malgré le nombre de ceux qui sont ou s'improvisent spécialistes ès écritures, n'a point fait de progrès au cours de ces dernières années.

La légende d'Hercule. — Les anciens contaient qu'au seuil de la jeunesse, Hercule s'était trouvé placé par une divinité au croisement de deux routes, l'une conduisant au vice et l'autre à la vertu.

Tout homme trouve vers sa vingtième année cette alternative, qu'enjoliva la fable antique, d'opter entre le bien et le mal, de choisir sa destinée et d'asseoir sa vie, de se déterminer solidement à être un homme ou de se résigner à n'en être que l'apparence.

Un jeune homme désire-t-il dépasser ses émules ? S'il est prêt au trafic, s'il veut donner de sa dignité et payer avec des complaisances, les obstacles des voies les plus fermées s'abaisseront devant lui, en même temps que les voies les plus surprenantes lui vaudront des réalisations profitables et le mèneront par des accès détournés aux satisfactions enviables. Il se domestiquera alors à la bassesse comme d'autres se disciplinent au devoir. Bien vite il trouvera l'appui de clans faits de trafiqueurs, anciens dans le métier, d'unités déjà consolidées où on le façonnera à l'abandon de toute pudeur et aux férocités de l'égoïsme sans scrupules. La lâcheté attire la lâcheté ; parfois ce sont les clans qui iront au-devant de l'individualité, encore ignorante ou timide, car, fût-elle déshéritée de la nature, elle représente du moins de la matière humaine, c'est-à-dire un être qui, n'eût-il rien, constitue cependant un capital et une force, puisque avant de trafiquer des autres il peut déjà se donner, c'est-à-dire trafiquer de lui-même.

Une fois le pied à l'étrier, notre jeune homme n'a plus qu'à se laisser vivre et, pourvu qu'il place son orgueil dans l'exécution de ce qui est condamnable, la vie s'offre à lui belle, plantureuse, exempte de dangers. Tapi dans le sillage d'un puissant, il en viendra à savourer la honte d'une double satisfaction : se pousser en calomniant ses pairs.

Vienne une calamité publique, pas un moment l'homme ne sentira élever en lui ce que nous autres — les simples — nous appelons solidarité sociale, foi patriotique, dévouement à la cause commune. Il se rangera d'emblée dans la cohorte des *profiteurs de catastrophes*, ne pensant qu'à lui, à sa smalah, à son clan, à sa clientèle, et, tirant de sa poche une petite flûte dont il jouera un petit air, il réclamera sa petite place dans un très grand orchestre, dont la musique n'éveille ni sentiments austères ni pensers généreux. Là, bien abrité, loin de tout danger, vous le verrez glisser du strapontin discret vers le fauteuil confortable. Et, s'il parvient à s'emparer un moment des cymbales, la

clameur des louanges le sacrera éminent, le
proclamera unique dans son genre, donc particulièrement indispensable à l'exécution du con-
cert. S'il est habile et courageux au point de ne
pas redouter le danger imaginaire, il n'hésitera
pas à affronter hâtivement le péril quand le
péril n'est pas. Ignorant les terribles conditions
de la lutte, sa couardise outrecuidante ira pré-
cipitamment donner de hautaines leçons à ceux
qui *savent*, souffrent, sont exposés, mais ne peuvent se défendre contre lui. Et, semblable au cui-
sinier expert qui s'enorgueillit d'avoir trempé
dans la sauce en train de mijoter le bout peu-
reux d'un index fugitif, il se dira brave et se
fera délivrer des brevets d'une vaillance dont,
pour l'éblouissement de ceux qui ne l'ont pas
pénétré, il étalera orgueilleusement sur la poi-
trine les témoignages enviés.

Entassant réalisations sur réalisations, ja-
lousé par beaucoup et de tous secrètement méprisé, traînant derrière lui la séquelle dont il
ne pourrait, le voulût-il, se séparer, puisque,
troc contre troc, elle lui est imposée en rançon
de ce qu'il obtient, il va, superbe, ingénieux à
maquiller la vérité de telle sorte que la lâcheté
soit récompensée et le courage flétri. Point de
bornes à ses ambitions. En dépit des morsures
de l'implacable névrose qui, l'ayant agrippé,

prétend ne pas le lâcher, car sans un moment
de répit elle le contraint implacablement à toujours se gonfler, à ne cesser de gaver l'indéfectible séquelle, il traîne sa misère triom-
phante, anarchiste victorieux qui a tout donné,
ayant commencé par se donner lui-même, pour
livrer en fin de compte, à l'intelligence et au
talent d'un passant hardi, les droits sur la
demeure dont il avait la garde.

Nul doute que nos jeunes Lyonnais ne suivront pas la mauvaise voie dont je ne sais quel
inopportun souvenir de je ne sais quel âge dis-
paru vient, sans doute, de m'inciter à évoquer
le souvenir singulier. Car c'est aux temps re-
culés, certes, que la lâcheté attirait la lâcheté,
que les lâchetés rencontraient quelques protec-
teurs, que la vilenie de courtisans trouvait, à
des contacts tutélaires, assez de loisir sans
péril pour saper la justice et desservir les hon-
nêtes gens. Ce ne peut être qu'aux époques
préhistoriques que la catastrophe, si elle éta-
lait la sereine simplicité que les bons mettent
à mourir, faisait s'épanouir, dans le même
moment, avec les moissons d'héroïsme des
bassesses, avec la bravoure et la solidité au
devoir des abjections et des scélératesses. Et
vraiment une certaine poésie perverse du

Mal gagnerait à ce qu'il en fût encore ainsi.

Que l'on veuille excuser ces regrets et ces réminiscences. Ce sont souvenirs classiques, vilains tours que nous jouent les Humanités. Aussi me voilà très embarrassé et je dois m'excuser pour avoir introduit dans une argumentation pleine de réalité l'horrible vision d'abominations très certainement disparues en même temps que le monde antique. Nul n'ignore que le profiteur et le busco sont inconnus chez nous et que, par l'effet d'un sens de justice attentif, le courage y est honoré, la lâcheté et la calomnie inlassablement flétries.

Au demeurant, réalités pour réalités, s'il en est une que nous avons le droit formel d'enregistrer avec orgueil, c'est le courage de tant de médecins-majors au feu avec leur régiment, leur science, leur dévouement aux blessés, leur esprit d'initiative, leur ingéniosité victorieuse, dans les plus abominables conditions, des pires déficits matériels. A leurs côtés, nos Lyonnais, nos jeunes *lionceaux*, ont continué à maintenir l'héritage du passé, celui que nous firent des générations de médecins et de chirurgiens ayant vécu la vie de l'armée, souffert de ses souffrances, subi les périls auxquels elle était exposée, braves qui, par une longue suite d'héroïsmes, ont obtenu pour nous le droit de commander les soldats du Service de santé, c'est-à-dire le droit de prendre leur tête pour conduire ces soldats au feu.

Je ne doute pas de nos jeunes gens, les ayant vus à l'œuvre (1). Je sais qu'ils ne se diront pas indispensables ailleurs qu'au danger, que la plupart d'entre eux seront des hommes. Mais c'est à l'âge qu'ils ont qu'il est nécessaire de se déterminer très fortement à être cela : *un homme ;* de comprendre qu'on ne peut être cela : *un homme,* qu'au prix d'une lutte incessante contre la sournoiserie haineuse, contre la calomnie et aussi contre la tentation de faire aux dépens de la conscience, aux dépens de la propreté morale, des sacrifices intéressés. C'est dire que le jeune homme *doit être averti* qu'il a le devoir *de se prémunir* contre l'esprit de trafic et contre les désillusions, contre les amertumes qui jalonnent interminablement la route de celui qui est décidé à faire *ce qu'il doit faire* ou *plus* que ce qu'il doit faire; sans jamais s'écarter de l'honnêteté et de la loyauté.

Le rôle mondial du médecin militaire ? Le

(1) Civils ou militaires, les médecins auxiliaires ont, pendant la guerre, donné à la médecine, par leur héroïsme, une splendeur dont l'éclat contraste avec la laideur d'ombres malpropres. Il serait bien qu'un monument commémorât la conduite des médecins auxiliaires. Les médecins auxiliaires ont mérité ce monument.

chemin est long, disent les Anglais, ne fût-ce que pour aller à Tipperary. Puissent du moins nos Lyonnais empêcher que la médecine militaire cesse d'être. Elle vaut qu'on souffre pour elle, d'autant qu'en fin de compte, souffrir pour elle, c'est souffrir pour le poilu.

Les pages de ce volume — et de son avant-propos — feront peut-être des vocations. Si cela est, me voilà payé de bien des choses.

G. Saint-Paul.

26 janvier 1917.

LE RÔLE MONDIAL
DU MÉDECIN MILITAIRE

Il y a quelques mois, un lieutenant-colonel des plus appréciés de l'armée française me disait, en des termes marqués d'une bienveillante cordialité et dont l'accent témoignait d'une conviction profonde : « La médécine militaire, mon cher ami, a vécu. Elle est, d'ores et déjà, virtuellement supprimée. Nous avons besoin de médecins pour soigner nos malades ? D'accord... nous mettrons le service médical des armées en adjudication... »

Cette opinion singulière, que ne partagent pas les chefs militaires chargés d'assumer les responsabilités d'un commandement important, ne laissa pas que de me surprendre. Mais la discipline scientifique impose le scepticisme philosophique ; je veux dire par là que ce n'est pas parce qu'une appréciation risque de lui être désagréable ou préjudiciable qu'un homme de science a le droit de ne point en examiner la valeur avec impartialité et de ne pas se débarrasser des moindres considérations d'ordre sentimental ou des suggestions intéressées les plus pressantes.

Un des jeux philosophiques par quoi se récréait la scolastique était la recherche de l'existence ou de la non-existence de celui-là même qui se posait le problème. Sans prendre pour un amusement de l'esprit une question aussi importante que celle de l'utilité ou de l'inutilité de la médecine militaire, il m'apparut qu'il serait piquant que l'argument fût envisagé par un médecin militaire, et je me tins à moi-même la gageure de publier, quelles qu'elles pussent être, le résultat de mes réflexions sur le sujet.

A vrai dire, une première déduction ne tarda pas à s'imposer à moi. C'est qu'alors que j'avais prévu l'obligation de faire preuve de témérité, la tâche dont je me chargeais ne pouvait manquer de me conduire à des résultats insignifiants ou susceptibles de m'être imputés à louange.

Insignifiants, si l'examen objectif du problème m'imposait de démontrer l'*utilité de la médecine militaire*, car, dans ce cas, ma voix ne pouvait manquer de se perdre dans le concours immense de toutes celles qui, du siège de Troie à la guerre turco-balkanique de 1912, glorifièrent la corporation.

Dignes d'éloges, par contre, si l'intérêt de la patrie me paraissait imposer la *suppression de la médecine militaire*, car c'est un acte honorable en soi que de demander, au nom du bien général, la disparition du corps auquel on appartient, et, partant, la sienne propre.

Il est trop évident que le devoir d'un officier patriote est d'envisager la grandeur de son pays et que celui-là mériterait les pires outrages qui, oublieux de ses obligations envers elle, la sacrifierait pour augmenter le bien-être de l'arme ou du service qu'il sert.

Aussi bien, est-il vraisemblable d'admettre que l'histoire des armées n'a jamais enregistré une aussi misérable défaillance...

La vie est faite de déceptions. J'escomptais des conclusions glorieuses. Non pas glorieuses sans doute à la façon dont l'entendent ces esprits dont le patriotisme exceptionnel voit, dans la destruction de l'armée, le moyen agréable d'offrir la patrie en holocauste à l'idéal humanitaire. Mais, tout au contraire,

glorieuses parce qu'à mon sens il serait recommandable qu'un service n'hésitât pas à se sacrifier totalement si de ce sacrifice devait résulter un accroissement de la valeur offensive ou défensive de l'armée.

Ce furent les conclusions les plus dénuées de paradoxe auxquelles m'assujettit la longue série de mes méditations. Je n'avais pas manqué de conduire celles-ci avec un grand souci d'impartialité et, contre la solidité des principales constatations, je ne cessai pas de m'astreindre avec une extrême rigueur à argumenter de la façon la plus tenace, la plus convaincante, la plus insinuante, m'efforçant d'ébranler tout ce qui, en quelque mesure, légitime l'existence de la médecine militaire.

Ce fut en vain : la citadelle demeura solide sur son roc et, déplorant de ne pouvoir apporter au débat quoi que ce soit qui méritât d'être jugé exceptionnel ou original, je demeurai réduit à formuler, ainsi qu'il suit, une opinion dénuée d'imprévu.

Il est d'un intérêt essentiel pour la France :

1° Que, dans l'évolution mondiale du vingtième siècle, un rôle de premier plan soit réservé à ses médecins militaires ;

2° Que le nombre de ses médecins militaires soit considérablement augmenté ;

3° Que leur situation matérielle soit amé-liorée ;

4° Que leur situation morale soit considéra-blement améliorée.

La banalité de ces propositions ne semblait pas leur réserver l'honneur d'être imprimées. Mais, outre que je me souvins de ma gageure, je considérai qu'à la condition de ne pas m'attarder à la démonstration de nombre d'axiomes, il serait sans doute possible, sans s'exposer à la trop grande indifférence des lecteurs, de signaler quelques-uns des points de vue qu'avait révélés à mon attention le voyage en des régions fort variées auquel m'avaient convié les propos du lieutenant-colonel réformateur.

Je me décidai donc à tenter l'aventure ; mais, avant que de l'entreprendre, il est indispensable que quelques éclaircissements soient donnés quant à l'écriture des pages qui lui sont consacrées. Car, en toute matière, la terminologie doit se garder de l'imprécision. Pour juger de la valeur d'une opinion, il est indispensable que l'expression de cette opinion ne donne pas de prise aux interprétations erronées.

Je déclarerai donc tout d'abord qu'il n'est pas dans mon intention de faire entre les différentes catégories de médecins une distinction susceptible de consolider, si peu que ce soit, la croyance qu'elles doivent être séparées les unes des autres par des cloisons infranchissables. Tout au contraire le principe de la non-étanchéité des cloisons intermédicales me paraît devoir conduire à des applications bienfaisantes pour tous.

Vingt-cinq ans de services ne me laissent pas le souvenir d'un seul différend d'ordre professionnel avec des confrères civils, mais bien celui de la plus constante et de la plus précieuse collaboration.

La plupart des médecins civils appartiennent aux réserves, et certains médecins militaires, momentanément éloignés de l'armée, font plus ou moins longuement office de médecins civils.

Récemment le ministre de la Guerre a fait appel, afin qu'ils puissent concourir à la conquête du Maroc, à la bonne volonté des officiers des réserves.

Il est vraisemblable que, si la chose était possible, médecins civils et médecins militaires se trouveraient bien de ce qu'il soit légal d'accorder entre un certain nombre des uns et des autres des sortes de permutations temporaires. Quelques-uns de nos confrères civils

seraient fort aises d'abandonner pour quelques
mois des soucis professionnels parfois écra-
sants et d'affirmer dans l'armée les connaissances spéciales qu'enseigne la pratique de la
troupe. Leur satisfaction n'aurait d'égale que
celle des médecins militaires qui, ayant obtenu le privilège de les remplacer, prendraient
ou reprendraient un contact bienfaisant avec
la clientèle.

Est-il nécessaire, après cette observation, de
déclarer qu'à mon sens la qualification *médecin
militaire* s'applique avec une égale justesse à
tous les médecins des armées de terre et de
mer, sans distinction ?

S'il est utile que chacune de nos trois armées :
l'armée métropolitaine, l'armée coloniale et la
marine, ait son corps de santé autonome, ne
serait-il pas d'un rendement profitable de faciliter entre les médecins de ces différents corps
de ces *permutations temporaires* qui, sans que
la mesure retentît par elle-même sur l'avenir
de l'un et de l'autre des permutants, permettraient à chacun de remplir, pendant un certain
temps, les fonctions de l'autre, d'occuper pendant ce temps la place de celui-ci sur l'annuaire
de son corps ? Il semble qu'à établir des points
de contact entre les éléments dont elle dispose,
à souder partiellement ces éléments, *l'armée*

médicale de la France prendrait des forces nouvelles, celle que donne la cohésion des efforts,
celle qui vient du surcroît de documentation
que livrent les étendues plus grandes. Une conception semblable conduirait nécessairement,
semble-t-il, à la constitution, dans un Val-de-
Grâce agrandi, d'un organe technique, conseiller, en toutes les matières de ses spécia-
lités, des ministres de la défense nationale,
c'est-à-dire à la constitution d'une sorte d'*Académie de médecine militaire*, composée des
chefs les plus éminents des corps de santé des
armées de terre et de mer et aussi de quelques-
unes de celles des personnalités de la médecine
civile qui ont rendu à la médecine ou à la chirurgie d'armée des services évidents.

Un dernier mot à ces prémisses. Le corps
de santé ne compte pas seulement des médecins; il compte des pharmaciens et des officiers
d'administration; il englobera inéluctablement
au moment de l'action des officiers chargés
d'assurer le déplacement des formations ; il
pourra advenir que des personnes appartenant
à d'autres catégories encore lui soient momentanément ou définitivement attachées.

Il est presque superflu de le déclarer : tous
ceux qui ont l'honneur d'appartenir à l'armée
médicale doivent y trouver la situation corres-

pondant aux services qu'ils rendent et bénéficier, à rangs équivalents, d'une *égalité de considération* qui interdise à quiconque d'insinuer,
sans se mettre en désaccord avec la vérité,
que le médecin — homme libéral par excellence
— n'est pas le plus tenace des adversaires de
l'esprit de caste.

I

LES MÉDECINS DE BARNUM

J'ai dit que je ne m'appesantirais pas sur les
axiomes. Aussi n'est-ce point sans éprouver
quelque scrupule que je me décide à accorder
quelques mots à la légitimité de l'existence
d'une médecine militaire.

Sans doute la valeur d'un praticien ne dé-
pend-elle pas de la forme ou de la couleur de
son vêtement, non plus que la nature des soins
nécessaires de la catégorie sociale à laquelle
appartient le patient.

Et parce qu'un médecin reste, en toute occur-
rence, un médecin, apte, s'il est civil, à soigner
des militaires et, s'il est militaire, à soigner des
civils, il advient que des esprits insuffisamment documentés se refusent, sans plus ample
informé, à admettre qu'il soit indispensable de

donner aux soldats un médecin destiné à traiter des soldats.

Pourtant on reconnaît comme un fait d'expérience que la plupart des collectivités — qu'il s'agisse d'une communauté religieuse ou d'une compagnie de chemin de fer — trouvent leur intérêt à user de médecins auxquels, au prix d'avantages par elles consentis, elles imposent, pour la satisfaction d'intérêts matériels ou sentimentaux, des obligations définies.

C'est ainsi qu'une société d'assurances, en échange d'émoluments assurés, obtient des médecins qu'elle agrée, outre une réduction appréciable du prix normal de l'expertise médicale, une attention spéciale dans le discernement des tares.

Si l'on accorde que l'armée est une collectivité, le problème se ramène à déterminer les sortes d'obligations auxquelles doit satisfaire un médecin — civil ou militaire — pour que le service médical soit assuré au mieux des besoins de la collectivité que constitue l'armée, c'est-à-dire, en ce qui a trait à l'armée française, au mieux de l'intérêt national.

Ces conditions ne dérivent pas de la volonté d'un chef. Elles ne proviennent pas de volitions d'hommes, si éminents que soient ces hommes; elles ne sont pas l'aboutissement de conceptions théoriques rendues légales par le vouloir fantaisiste d'un Parlement incomplètement renseigné. Elles sont toutes différentes ; elles sont des résultantes, car elles tiennent de la nature même des choses ; elles sont telles, parce qu'elles ne peuvent être autres, par le seul fait qu'il existe une armée.

Quelles sont les principales de ces conditions auxquelles, dans cette collectivité d'envergure qu'est une grande armée moderne, doit satisfaire le médecin ?

Eh bien ! je crois qu'on peut les résumer ainsi :

— *Il faut que le médecin soit dans la main du commandement ;*

— *Que ce médecin donne ses soins sans recevoir de rémunération des malades ;*

— *Qu'il exerce ses fonctions en toute indépendance ;*

— *Que le commandement soit dans sa main.*

Il faut que le médecin soit dans la main du commandement.

Oui, certes, il faut que le médecin soit dans la main du commandement.

Et cette mainmise sur sa liberté, le médecin peut l'accepter dans la paix de son âme, car le médecin et son chef selon le règlement ont un chef auquel ils doivent tous deux obéissance : ce chef suprême, c'est *le malade*.

Entendez bien que je ne traite pas ici de la discipline générale et ne m'inquiète ni de la valeur spéculative du mot *commandement*, ni des acceptions qu'en tire la pratique.

Ce sont des questions que je ne redoute pas d'aborder et que j'aborderai sans hésitation par la suite.

Et soyez convaincus, d'autre part, que mon culte du malade n'atteint pas l'extravagance. Je me reprocherais de ne pas exprimer fortement qu'en telle circonstance d'une bataille, l'abandon de la victoire par un chef d'armée trop soucieux du sort de ses formations sanitaires ne mériterait d'autre qualification que celle d'acte criminel et sot.

Le salut du pays avant le salut des blessés du pays. Si tel ne devait pas être le principe directeur, il serait expédient de licencier l'armée. Le plus habile serait de préparer l'envahissement et la servitude et, pour éviter qu'il y eût des blessés, de se garder de la plus minime dérogation aux exigences de l'étranger.

Il est évident qu'une conduite aussi déraisonnable ne procurerait même pas le bénéfice du résultat espéré. Car, soumise à la Force, la nation envahie serait contrainte de donner aux entreprises de la Force un sang dont celle-ci n'aurait pas de raison de se montrer ménagère... Les Turcs avaient accoutumé de mettre leurs soldats chrétiens au premier rang sous le feu de l'ennemi...

Pour élevé qu'il soit, il ne convient donc pas de placer à des hauteurs déraisonnables cet idéal humanitaire que sert pieusement le médecin et qui, insufflant à son effort la vertu efficace qui vient de la foi, parant de noblesse ses fonctions, doit l'animer au point de faire de lui, dans les ambiances les plus réfractaires, un zélateur incessant.

L'apostolat du médecin rencontre une limite, celle que marque à son intellect et à sa conscience l'obligation de ne pas sacrifier les droits de la société entière à ceux de parcelles de cette société, celle qu'impose la nécessité de ne pas contrecarrer la victoire en tentant, par une économie mal comprise, de sauvegarder un déchet au prix d'un déchet plus grand, celle, en un mot, au delà de quoi l'excès de la sensibilité n'a pas d'autre signification que l'absurdité du :

Et propter vitam vivendi perdere causas.

Mais demeurons, pour l'instant, sur le terrain proprement professionnel.

Donc le médecin et son chef militaire ont un chef commun : *le malade*, et la commune règle de conduite du médecin et de son chef militaire est d'éviter à la troupe la maladie, de prévenir la contagion, de donner aux blessés et aux malades leur dû en fait de soins, de confortable et de repos, de procéder aux constats destinés à servir de bases aux réparations matérielles attribuées par l'État lorsque la maladie ou la blessure sont le fait du service ou ont été aggravées par le service.

Il est clair que les questions que soulèvent accident et maladie ne peuvent pas plus être réglées, dans l'armée, en dehors de l'intrusion du chef militaire qu'elles ne pourraient, dans une collectivité composée de civils, l'être en dehors de celle du patron ou du conseil d'administration. Nous laissons, pour l'instant, le côté *secret professionnel*.

Le chef de corps est le plus vite, le mieux renseigné. Il centralise les informations et dispose des moyens; de plus, il est responsable. C'est donc à lui qu'il appartient de mettre en branle l'appareil médical et, lorsque des mesures inopinées sont prises, c'est-à-dire lorsque l'urgence nécessite l'appel direct au médecin, c'est au nom

du chef de corps que sont ordonnées dispositions ou dérogations à la règle reconnues nécessaires.

On ne conçoit pas comment il en pourrait
aller différemment dans un corps de troupe,
surtout dans un corps de troupe en cours de
manœuvres. Dans une collectivité aussi nombreuse que l'armée, l'incertaine répartition des
accidents — tant au point de vue de leur nombre
et de leur gravité qu'à celui de leur lieu d'apparition — impose que le médecin soit un homme
rompu à l'action, toujours prêt à répondre à
l'appel de celui qui est le plus vite averti —
c'est-à-dire du chef — pour aller au loin, usant
des moyens que lui donne, des pouvoirs que
lui confère celui qui est le mieux pourvu de
moyens et de pouvoirs — c'est-à-dire le chef
— pour aller au loin exercer son office.

Qu'un régiment soit fragmenté, le colonel,
apprenant qu'un accident vient de se produire
dans ce que le langage imagé du soldat appelle
un *écart*, le colonel, qui dispose des informations les plus précises et des transports les
plus rapides, fait pêcher son médecin qui exerce
dans quelque autre *écart* et l'expédie — qu'il
soit jour, qu'il soit nuit — à l'endroit où le dé-
gât s'est produit.

Et que notre médecin de soldats n'imagine

pas qu'après la manœuvre il pourra jouir tranquillement, dans la douceur trop souvent mitigée d'une garnison, au charme fréquemment
contestable d'un repos parfaitement mérité. Que
non pas ! C'est une épidémie qui éclate à l'autre
bout du corps d'armée ; c'est un permissionnaire
qui se déclare malade dans un village perdu ;
c'est un conseil de revision qui ne peut opérer
sans médecin, c'est... Une note du directeur du
service de santé, et notre homme, dépêché par
monts et par vaux, va réparer le dommage *loco
dolenti*, prévenir, guérir, opiner ou expertiser.

Et ce n'est pas tout encore. Que l'accident —
phénomène imprévisible par définition — crée
un déficit médical en quelque lieu des étendues
du territoire abrité par le pavillon national, le
médecin de l'armée, toujours prêt à boucler son
bagage en quelques heures, vole à l'endroit du
sinistre. Tel se délectait à Lille, tel autre s'acoquinait à Quimper. Le ministre de la Guerre
apprend que la peste est au Maroc ! En hâte extrême et sans qu'il leur soit laissé le temps de
souffler, notre Lillois et notre Quimpérois passent au mieux des intérêts de la France et de
l'humanité dans le domaine de l'Islam.

Voilà donc un homme qui doit vivre botté
et éperonné, tout au moins se trouver prêt à
cheminer en plaine ou en montagne, à rouler à

bicyclette, à chevaucher cheval, mulet ou dro-
madaire, à affronter les périls de l'aviat, à passer
les fleuves sur des ponts de fortune, à ausculter
dans les affres du mal de mer, bref un homme
qui doit s'invétérer dans une caractéristique,
la *mobilité*, à laquelle ne contribue que fort
exceptionnellement à l'assouplir le véhicule
perfectionné, l'*auto confortable*, dont usent ses
confrères aux clientèles sédentaires.

N'apparaît-il pas qu'une semblable mobilité
constitue l'indispensable garantie du fonctionnement, dans de bonnes conditions, d'un service
médical d'armée ?

Dans de bonnes conditions, parce qu'à moins
d'encombrer le pays d'une innombrable quantité de médecins qui demeureraient inutilisés
en temps normal, un déficit médical, dans la
règle, *ne peut pas ne pas être* là où se produit le
fait imprévisible : l'accident. Il faut donc que
la mobilité du médecin obvie à l'impossibilité
de prédéterminer le lieu des événements fâcheux. Il serait même nécessaire qu'un nombre
suffisant de médecins d'armée permît d'abandonner la pratique de parer aux déficits criards
en aggravant les déficits moindres...

Dans de bonnes conditions, parce que le médecin étant placé dans la main du commandement, celui-ci n'a pas à redouter d'un service,

habitué à fonctionner dans toutes les occurrences que suscite l'existence même d'une
armée, l'ignorance de ces occurrences ou la
méconnaissance du milieu, qu'il ne craint de ses
praticiens ni des exigences irréalisables, ni une
surprise incessante en face d'obligations désa-
gréables, qu'il sait enfin que son corps de santé
ne renâclera pas à exercer dans les situations
singulières ou pitoyables que créent les circonstances tactiques et que l'expérience seule
est capable de rendre familières; parce que la
mobilité des médecins d'armée suppléant à
leur quantité, une économie considérable est
réalisée de ce chef, et parce que ces médecins
d'armée, entraînés à l'obstacle, prennent dans la
fréquentation des différentes sortes de milieux
militaires et dans l'habitude de parer aux insuffisances d'installation et de matériel, des aptitudes particulières, qu'ils deviennent à la fois
des *professionnels de l'improvisation* et des *spécialistes* dans les matières d'art médical utiles
ou indispensables à l'art de faire la guerre :
technique des maladies du soldat et des blessures de guerre, conservation des effectifs, hygiène des garnisons et des camps, expertise et
contentieux médico-militaires, positions sous
le feu des formations sanitaires, etc.

Ainsi, pour que l'armée dispose d'un service

de santé apte à remplir son rôle, il est nécessaire que le médecin d'armée soit un *spécialiste*, dont les connaissances techniques, mises
à la disposition d'un chef, chef de corps dans
la troupe, en tout cas représentant du ministre
de la Guerre, sont, par ce ministre, responsable
lui-même devant la Nation, utilisées où il convient le mieux qu'elles le soient.

On objectera peut-être que la subordination
du médecin est de nature à vicier sa technique.

C'est une erreur absolue.

Le médecin d'armée, théoriquement et pratiquement, ne relève, dans l'application de son
art, que de sa propre conscience. L'avis et l'acte
professionnels du médecin, s'ils n'échappent,
pas plus que tout autre avis ou tout autre acte
d'un être humain, à l'*appréciation*, sont libres
de la moindre contrainte. Pas une seule fois, je
n'ai vu un chef militaire ou un chef médecin
imposer à la liberté d'action ou d'opinion d'un
de leurs subordonnés médecin la plus légère
restriction.

Par contre, où l'obéissance du médecin ne
peut manquer d'être absolue, c'est dans l'observance — que nécessitent le bon ordre et la
judicieuse répartition des ressources médicales, — des ordres qu'il reçoit, quant à la
place qu'il doit occuper, quant au lieu où il

doit exercer, quant à l'obligation d'exprimer son avis.

Source d'abus, dira-t-on. Je n'y contredis pas absolument, mais je ne sache pas qu'aucun homme échappe à une subordination quelconque, ni qu'aucune institution ait jamais réussi à se préserver entièrement des fautes dues à l'humaine faiblesse.

Aussi, quand il nous adviendra de traiter des abus dont le commandement — militaire ou médical — peut faire pâtir le médecin, ne sera-t-il que juste de signaler les abus dont le médecin peut faire pâtir le commandement.

On peut imaginer le cas du chef qui, à ses officiers, imposerait la défaite et la trahison; à ses médecins, la mise à mort des blessés.

On peut imaginer aussi le cas du médecin qui vengerait sur la chair d'un malade une injure personnelle.

Le pouvoir sacré de la Loi elle-même se brise contre la fermeté que les serviteurs les plus disciplinés doivent puiser dans l'irréductible vertu des droits de la conscience.

Et il peut advenir que la désobéissance — dût la mort la punir pour venger le principe — soit l'acte nécessaire et glorieux par quoi le salut du pays soit assuré.

La possibilité d'outrepasser ou de pervertir

l'application des lois n'est point particulière à l'armée. L'abus est à la portée de quiconque détient une parcelle de l'autorité, et nul citoyen n'a l'assurance que le cas de conscience ne se posera pas pour lui, je veux dire par là que nul n'est absolument certain qu'une perversion de l'autorité ne sollicitera pas à juste titre sa désobéissance.

Mais autre chose est l'abus occasionné par l'usage déréglé qu'une personnalité fait de la loi et l'abus que légitime la Loi elle-même, ou, pour parler avec plus de précision, autre chose est l'*abus individuel*, autre chose la *mesure légale défectueuse* qui, en atteignant un groupe, fait parfois pâtir la collectivité tout entière.

L'un, — l'*abus individuel*, — n'est pas complètement évitable. Un exemple le fera tout de suite comprendre : la démence d'un fonctionnaire peut demeurer quelque temps inaperçue de son entourage et vicier une série d'actes administratifs.

L'autre, — la *loi défectueuse*, le *règlement défectueux*, — peut être corrigé par ceux qui ont le pouvoir de faire les lois et d'édicter les règlements.

La perfection n'étant pas de ce monde, il est clair que les lois et les dispositions qui régissent la médecine militaire sont en voie d'incessante évolution. Et parce que, voulant le bien de notre pays, nous voulons celui de son armée, nous ne manquerons pas à exprimer sur certaines évolutions possibles un sentiment sincère qui ne faillira pas à demeurer rigoureusement pénétré d'un principe socratique fondamental : celui du respect absolu de la loi existante.

Mais, quelle que soit la façon d'envisager l'étendue de l'obéissance à imposer au médecin, il n'en demeure pas moins que, pour remplir son rôle, le médecin d'armée doit être, directement ou par délégation, dans la main du ministre.

Et ceci ne résulte pas du vouloir d'un chef ou d'une fantaisie de la Loi, mais dérive de la nature même des choses.

Comme dérive encore de la nature des choses l'obligation où, nous le constatons, se trouve le médecin d'armée d'exercer, ou dans un domaine limité ou lors de circonstances exceptionnelles, un commandement comparable à celui de l'officier.

Mais, dans ce cas encore, le médecin d'armée ne cesse pas d'être entièrement subordonné.

L'orgueil du praticien n'a pas de raison de s'offusquer de l'emprise sur sa liberté, car, tout au sommet des échelons, le ministre agissant au nom de la nation n'a d'autre but que le salut de l'armée. Alors que ce ministre ordonne, il se subordonne soi-même à l'impérieuse nécessité de maintenir l'armée en état de santé.

Le médecin obéit à son colonel, qui obéit au général, qui obéit au ministre de la Guerre, lequel a pour devoir d'assurer les soins aux malades et d'éviter l'éclosion des maladies.

La noblesse du but balance la sévérité des moyens et c'est en toute tranquillité d'âme que le médecin d'armée, spécialiste rompu à la mobilité et au sacrifice de ses aises, peut s'écrier à la façon des premiers chrétiens : « Je suis esclave, voilà ma gloire... »

Et s'il advient que quelque quidam se prenne à sourire, il reste loisible à ce médecin de se souvenir que les armées ont jugé bon de parer leurs praticiens d'une épée dont la pointe ne laisse jamais que d'être à la disposition des mauvais plaisants.

Il est nécessaire que le médecin d'armée donne ses soins sans recevoir de rémunération des malades.

Il n'est pas de relations qui ne soient entachées par l'obligation qu'exprime le *do ut des.*

En ce qui a trait au *business*, la chose va de soi. Mais, dans l'ordre sentimental même, pour être moins apparente, cette sorte de loi n'est pas moins souveraine. Ce serait, — si elle était possible, — une pitoyable amitié que celle qui ne réserverait aucune satisfaction à l'un des contractants ; c'est un pitoyable amour que celui qui n'est pas payé de retour. Le missionnaire martyr donne son sang en échange de la béatitude céleste, et le supplice du Christ lui-même n'était que le troc sublime d'une existence contre de la pitié pour la faiblesse humaine. Il n'est pas jusqu'aux impies de notre acabit qui, tout gain céleste étant éloigné de leurs espoirs, ne procèdent, lorsqu'ils s'immolent, à une façon d'échange : celui de leur bien-être contre une satisfaction de conscience.

Paulo minora...

Un État qui demande à des citoyens de lui consacrer la totalité de leur force productrice doit *donner* à ceux-ci en échange de ce qu'il *reçoit* d'eux. Un État sage obtient du marché le meilleur rendement aux moindres frais. Un État digne ne laisse pas ses fonctionnaires aller nus ou mourir de faim.

La nécessité de n'être pas prodigue impose à l'État l'obligation de traiter *à forfait*. Un dément seul imaginerait de contraindre les membres d'une collectivité aussi nombreuse que l'armée à payer individuellement leur médecin. Certains malades aiment mieux mourir que de payer ; — nos confrères civils ne tiennent pas le cas pour tout à fait exceptionnel. D'ailleurs, l'État devrait acquitter la dette de ceux des soldats qui n'ont aucune ressource. Assumant l'entretien intégral de tous les militaires, riches ou pauvres, la nation n'a point de raison d'exclure les secours médicaux de sa légitime prévoyance.

A peine moins saugrenue que la précédente serait la pratique qui réserverait à l'État le devoir de rémunérer chaque visite, chaque expertise d'un médecin de l'armée. Pas de finances qui fussent capables de résister à pareille entreprise; si bas que fût le taux de la consultation, le budget du service de santé serait bientôt celui des Danaïdes. Le coût des visites motivées suffirait à appauvrir le pays. Et comment, en plus de celles-ci, serait-il possible d'empêcher que certaines autres fussent arrachées au praticien, celles qu'attirerait à ce praticien le bon cœur des militaires qui lui voudraient du bien ?

Que de billevesées ! dira-t-on, dans quel dessein les signaler ?

Dans celui d'établir avec solidité qu'il n'est d'autre moyen économique ou plus exactement

qu'il n'est d'autre moyen pour un État de posséder une médecine d'armée que d'obtenir de
médecins l'exécution d'une sorte de contrat,
prévoyant non pas des cas particuliers, mais
bien l'accomplissement intégral de ce qu'en
toute circonstance exige, dans l'armée, le devoir médical.

Et maintenant, souvenons-nous du *do ut des.*
Car évidemment, le contrat ne peut réserver
tous les avantages à l'État, tous les sacrifices
aux médecins. Il est nécessaire pour celui-là
comme pour ceux-ci que la balance des bénéfices et des désavantages permette à l'un comme
aux autres de trouver leur compte dans l'exécution du marché.

Que demande l'État ?

Autant que possible. Dans l'intérêt de ses
soldats, il veut le rendement maximum. Le praticien donnera tout son temps; il n'exercera que
dans l'armée, dont il se fera le spécialiste; il
renoncera au droit de choisir sa résidence, sera
mobile au point d'être prêt à passer, au moindre
signal, dans un autre continent. Au surplus, —
sa liberté d'action et d'opinion étant sauve-
gardée en matière technique, — le médecin
devra à un chef une obéissance absolue, une
soumission de tous les instants.

Et nous voilà tout près du *perinde ac cadaver.*

Exigeant tout, il est clair que l'État fait une affaire d'or s'il ne paye pas d'un prix fabuleux les renoncements qu'il impose à son partenaire.

De fait, le médecin civil à qui semblable traité serait proposé aurait les meilleures raisons du monde de réclamer non seulement l'équivalent des bénéfices qu'il tire de sa clientèle, mais encore, pour compenser la perte de sa liberté et de son droit à l'inamovibilité, les indemnités les plus impressionnantes.

D'où il serait logique de conclure que le médecin d'armée est d'un prix inestimable, d'un prix que les budgets gonflés de l'époque ne permettraient pas de tenir pour abordable si l'État, pour payer, ne disposait pas de pouvoirs qui lui permettent d'obvier à l'exiguïté des sacrifices pécuniaires qu'il consent par des compensations appréciées.

D'abord, à ses médecins, il assure la sécurité. Il ne leur donne que le pain, — le pain tout sec, — mais ce pain sec, il s'interdit de le supprimer à moins que pour des raisons graves et hors de cas prévus. Il garantit au praticien une maigre pitance et, par surcroît, il le protège, dans une certaine mesure, contre les coups du sort. C'est la demi-solde pendant trois ans en cas de non-activité pour infirmités temporaires, c'est la solde ou la pension de réforme, c'est la retraite pour blessures ou infirmités ou pour ancienneté de service, c'est la pension de veuve ou d'orphelin.

Mais tout ceci, qui a sa valeur, n'est de nature à attirer que les gens à caractère prudent et ce n'est point là la caractéristique qu'il convient de rechercher en ceux qui consentent à suivre la carrière aventureuse qu'est la médecine d'armée.

Il ne suffit pas que le praticien reçoive quelque argent et soit assuré du lendemain. L'État se souvient à propos que le *do ut des* ne régit pas seulement l'ordre matériel et, pour ramener le plateau de la balance à un état moins déraisonnablement distant de l'équilibre, il consent à user d'appâts qui ne se monnaient pas, c'est-à-dire à octroyer quelques honneurs à ceux qui assument de soigner ses soldats.

Voici constitué le trépied des avantages sans lesquels — fussent-ils des héros ou des saints — les médecins n'accepteraient pas de servir l'armée. Ces trois sortes d'avantages — honneurs, argent, sécurité — sont liés entre eux d'une façon tellement indissoluble que tout ce qui touche l'un retentit sur les autres. Si vous payez moins en argent et en sécurité, il vous faut payer davantage en honneurs. Et si vous payez moins en honneurs, il vous faut payer davantage en argent. Au demeurant, ne croyez pas qu'il soit loisible de supprimer celui-ci au profit de ceux-là, ceux-là au profit de celui-ci.

Dans l'armée, le médecin ne peut pas plus vivre sans honneurs que sans argent. Et dès lors que vous vous efforcez de réduire trop fortement l'argent ou les honneurs, une certaine loi passe le bout de l'oreille : c'est celle qui régit le *do ut des* lui-même ; on l'appelle la loi de *l'offre et de la demande*. Une offre de trop piètre valeur avilit la négociation, car elle n'allèche que des postulants de qualité médiocre. C'est un fait que ne méconnaissent pas les États soucieux de se prémunir contre les dépréciations.

Quelles quotités d'honneurs et d'argent convient-il d'attribuer aux médecins militaires pour que soit assuré un recrutement convenable du corps ?

Je ne l'examinerai pas maintenant. Il me suffit d'avoir établi — du moins pensé-je y avoir réussi, — que les nécessités fondamentales sur quoi sont étayées les relations de l'État français avec ses médecins d'armée ne peuvent être autres que ce qu'elles sont.

Pour le surplus, je me bornerai — dans le seul dessein d'amorcer un plaidoyer encore lointain, — à clore ce chapitre par le mot que m'arrache une vertu méritoire entre toutes : la sainte économie. La puissance souveraine qu'elle exerce — dans les quelques matières qui lui sont réservées — force l'attention des moins observateurs.

Aussi ne se rencontre-t-il guère de gens assez étrangers au penchant artistique pour n'admirer pas que l'État, parcimonieux autant que faire se peut lorsqu'il s'agit de conférer des honneurs à ses médecins d'armée, ne se dispense pas, par surcroît, de façonner ceux-ci à la pratique intensive de l'abus militaire par excellence — celui qui consiste à vivre de l'air du temps (1).

Les médecins de l'armée doivent exercer leurs fonctions en toute indépendance.

Hé quoi ! dira-t-on, les médecins civils ne sont-ils pas indépendants et les vertus protectrices de la conservation sociale — la justice, l'impartialité — seraient-elles réservées aux seuls médecins militaires ?

A Dieu ne plaise que je fasse mienne une opinion aussi évidemment contraire à la vérité !

(1) Passage écrit avant le relèvement des soldes.

Nos praticiens savent s'attacher leur clientèle par des sentiments de reconnaissance et d'admiration qui témoignent de leur valeur morale, et le nombre est extrêmement élevé des docteurs qui doivent à la confiance qu'ils inspirent au public d'exercer des mandats parmi les plus enviés.

Si nous débutâmes dans la vie sous l'*ère de l'ingénieur* que célébra Georges Ohnet pour le bonheur des héritières au cœur sensible, notre maturité eut l'occasion de s'enorgueillir du succès de la Faculté et — n'étaient certains fléchissements qui ne sont pas sans légitimer des appréhensions — nous aurions la certitude de saluer avant de mourir l'*ère du médecin*.

Que l'on consente à ne pas faire état d'exceptionnelles défaillances individuelles (et quelle corporation oserait se vanter de n'avoir pas les siennes ?), il demeure loisible d'énoncer, sans craindre la contradiction d'un observateur impartial, que la profession médicale est, dans notre pays, exercée avec dignité, avec indépendance, disons — le mot n'est pas trop fort — avec noblesse.

En accordant à ses médecins une sorte de vénération, le peuple reconnaît qu'ils sont bons, dévoués et savants. En leur ouvrant leurs rangs, en les adoptant sans rechigner,

les sociétés les plus fermées, les plus aristo-
cratiques, les plus mondaines ou... les plus
intellectuelles, témoignent de la considération
que ceux qui le servent ont su acquérir, dans
les directions les plus variées, à l'art de guérir.

Nulle voix n'est en droit de déclarer injus-
tifiés des hommages que ne suscite généralement pas un zèle artificieux et qui sont la pure
récompense d'existences méritoires et dignes.
Et l'impertinence serait sans égale de qui se
permettrait de dénoncer le médecin civil comme
insuffisamment honnête pour observer, lorsqu'il traite des soldats, la forme essentielle de
l'honnêteté qu'on nomme l'indépendance.

Dans l'armée, nous voyons nos confrères
civils à l'œuvre lorsqu'ils accomplissent des
périodes d'instruction et ce sont, en même
temps que de charmants camarades, des collaborateurs merveilleux. Et d'autre part, dans
maintes localités, un excellent médecin assure
le service médical de petits détachements. Quel
livre d'or suffirait à relater le dévouement modeste, le zèle parfois héroïque de ces médecins
de la gendarmerie qui, « tout gain étant
éloigné de leur espoir », donnent sans compter
et leurs forces et leur cœur à un apostolat dont,
toujours tardive, une distinction honorifique —

que nous applaudissons toujours des deux
mains — signale — toujours trop rarement —
et l'importance et la beauté ?

Mais autre chose est de soigner vingt-cinq
hommes, autre chose est d'en soigner mille.
La valeur des soins n'est pas en cause. Le praticien d'un village perdu dans la montagne
peut être un clinicien prestigieux et ce serait
vraiment trop beau — et trop injuste — s'il
suffisait d'habiter une grande ville pour ne
point faire d'erreurs de diagnostic. Donc, la
valeur professionnelle n'est pas en cause (remarquons d'ailleurs — en passant — que les
cas dont l'examen nécessite une science exceptionnelle sont rares). Considérez maintenant
avec attention que le fait indéniable, à savoir
que les soins donnés aux gendarmes par des
praticiens locaux sont excellents, n'implique
nullement que le service médical de la gendarmerie est assuré par ces praticiens locaux
aussi bien qu'il le serait par des médecins
exclusivement affectés au service de la gendarmerie. Prenons un exemple qui éclaircisse la
démonstration : qu'un gendarme soit victime
d'un accident, le médecin de l'endroit le soigne
de la façon la plus louable. Mais si, au moment
où la catastrophe est survenue, après l'affole-
ment des premières minutes, le chef de déta-

chement n'a pu mettre la main sur le médecin, parti en quelque endroit lointain *où l'appelait son devoir professionnel,* nul n'a le droit de récriminer — pas même le patient, auquel la latitude est laissée de passer de vie à trépas, en pensant, en guise de consolation, qu'il **meurt** victime des circonstances, non de l'incurie de quiconque.

Tout au contraire, là où se trouve un médecin militaire, ce médecin *doit* être à son poste : *il y attend l'accident* et, lorsque celui-ci se produit, c'est avec une rapidité qui sauvera parfois la vie du blessé que le blessé sera secouru. Aussi, plus une garnison est nombreuse et plus, **par** conséquent, l'imprévu risque de survenir, **plus** il importe que cette garnison dispose de médecins dont le *devoir professionnel* soit, **avant** tout, de demeurer en position d'attente, **prêts** à parer à l'imprévu.

Tout cela est bel et bon, direz-vous, mais nous sommes loin du sujet qui nous occupe : l'indépendance du médecin.

M'y voici :

Mais notez d'abord, je vous prie, que l'exemple que nous venons de choisir n'est pas sans comporter un enseignement important : c'est qu'on ne peut être, à la fois, médecin civil et médecin militaire. Car, si un médecin civil — j'en-

tends le médecin d'une clientèle importante
— voulait aussi être médecin militaire —
j'entends le médecin d'une garnison d'un
effectif appréciable — ce médecin devrait, à
bref délai, ou sacrifier le *devoir professionnel
civil* qui l'appelle jour et nuit aux quatre coins
du canton ou sacrifier le *devoir professionnel
militaire* qui lui impose d'être à proximité du
quartier.

Il n'est pas douteux que les deux devoirs
peuvent se concilier ou dans des circonstances
exceptionnelles ou pendant un temps limité, ou
lorsque l'un des deux domaines (le civil ou le
militaire) est d'étendue restreinte. Et je crois
aussi que des gens très actifs sont capables de
mener de front, au même lieu, deux fonctions
différentes tant que les choses vont bien et
jusqu'au jour où l'accroc se produit...

Mais, dans la règle, le médecin ne peut en
même temps soigner la population et la garnison sans « gâcher » sa clientèle ou « saboter »
son devoir militaire.

La dépendance d'un côté a pour inévitable
corollaire un excès d'indépendance de l'autre.
Le médecin à grosse clientèle qui sacrifierait celle-ci serait un... naïf, à moins qu'il
n'obtînt de l'État d'importantes compensations
pécuniaires. Mais comment qualifier un État

qui consentirait au marché? Et comment ne pas reconnaître que, manque d'une indemnité relativement formidable et de garanties très sérieuses, malgré tout son talent, le médecin à clientèle ne parviendra à assurer, s'il n'est pas séparé de cette clientèle, qu'un service militaire défectueux?

Des médecins sans clientèle ne seraient que des façons de médecins militaires. Encore est-il vraisemblable que l'État ne les agréerait pas volontiers, car le désir légitime de donner aux soldats les praticiens les plus réputés le garderait sans doute de prendre pour base d'appréciation un élément autre que l'importance de la clientèle, critérium insuffisant pour les gens exigeants, mais qui aurait le mérite de rallier la majorité des suffrages.

Mais qu'il réalisât le tour de force de remplacer les médecins militaires par des médecins civils dépourvus de clientèle sans que ceux-ci devinssent, à bref délai, des médecins militaires, ou celui d'obtenir des médecins à clientèle un service militaire continu, exempt de défaillances et qui ne soit pas d'un prix extrêmement élevé, l'État devrait encore se préoccuper d'obvier à un certain déficit : celui qui résulterait d'user de médecins d'armée mal dressés à être autre chose que de purs médecins. Car à des clients d'une catégorie aussi spéciale que la catégorie militaire, il importe au suprême degré *d'accorder et d'opposer* des spécialistes rompus aux exigences d'un double jeu.

Spécialiste, le médecin militaire ne l'est pas seulement par la connaissance particulière qu'il a des maladies du soldat et des blessures de guerre, de l'hygiène, du service médical sous le feu de l'ennemi; il l'est encore parce qu'il a dû se faire une double personnalité, parce qu'il incarne deux hommes dans un seul homme. Providence des bons et cerbère des mauvais, il est à la fois Ahriman et Ormuzd; il arrive même qu'il doive faire éprouver sa rigueur et sa bonté au même sujet dans le même moment.

Le médecin civil ne voit que des malades; parfois le médecin militaire se trouve aux prises avec des nuées de simulateurs. Janus des temps modernes, il est à double visage : il est le médecin qui guérit, qui réconforte et qui protège; officier, il est le défenseur des intérêts de la Nation contre le mensonge et la nonchalance. A nul autre plus qu'à lui il n'est indispensable de se forger une indépendance à toute épreuve et, en quelque sorte, à double détente. Il faut — nous y reviendrons — qu'il sache tirer des règlements et puise dans la notion de son devoir médical les forces qui inclineront le commandement à se faire son auxiliaire dans la lutte contre la maladie; il faut aussi qu'il sache tirer des règlements et puise dans la notion de son devoir militaire les forces qui assujettiront les indécis, les timorés ou les malintentionnés à envisager comme une inéluctable nécessité de tenir le rôle qui leur est assigné au combat et dans la préparation au combat. Il résiste à toute erreur préjudiciable aux intérêts des malades en même temps qu'il résiste aux attendrissements qui exagèrent l'intérêt du convalescent.

Ce serait juger avec légèreté que de ne pas reconnaître combien il est malaisé de pénétrer sans entraînement dans la peau d'un pareil personnage. L'excès de bonté et l'excès de cruauté ne cessent de le guetter. Une accoutumance à des appréciations subtiles lui permet d'agir avec une justesse que des années d'apprentissage ne parviennent pas à enseigner à d'aucuns.

Par contre, il est indéniable que tels médecins civils sont des *médecins militaires-nés*. Parbleu! toute règle compte ses exceptions. L'esprit souffle où il peut et le génie peut éclore en toute boîte cranienne. Je ne doute

pas que certains confrères, réservistes ou territoriaux, n'aient en eux l'étoffe d'un Larrey
ou d'un... Napoléon. Mais, si les exceptions
méritent d'être utilisées au mieux des intérêts
du pays, elles n'en demeurent pas moins des
exceptions. Et la règle subsiste, elle aussi,
qui édicte qu'il est nécessaire d'apprendre un
métier avant que de l'exercer. Or le métier
de médecin militaire n'est pas d'être un médecin ou un officier, mais bien d'être, à la fois,
médecin et officier.

Puis, le praticien civil a vu grandir sa clientèle, et d'une part de celle-ci il a facilité
l'entrée dans le monde. Il est sinon le père,
du moins l'oncle, une sorte d'oncle spirituel,
de nombre de jouvenceaux. Comment exiger
qu'un oncle soit barbare au point de refuser à
l'un de ses neveux une *malheureuse* permission, une *permission insignifiante* : un congé
de convalescence de quarante-cinq jours par
exemple? Défions-nous de ces petits rien du tout
qui finissent par faire des montagnes ou plutôt
par creuser un abîme : l'abîme qui engloutit
la dignité et la force de résistance d'un peuple.

Vous pensez que je juge mes confrères civils
avec dureté? Que nenni ! Je n'aurais garde de
dauber sur la nature humaine. Et de les déprécier, je me déprécierais moi-même.

Car chaque fois qu'un médecin militaire s'incruste dans une garnison, il y devient lui aussi un oncle pour ses petits soldats. Et les choses vont tant bien que mal — parfois fort longuement — jusqu'au jour où le ministre, se souvenant tout à coup que le médecin militaire est un être essentiellement mobile, l'envoie subitement en quelque lointain Quimper-Corentin refaire à son indépendance ébranlée une virginité avertie...

Que les médecins civils ne puissent être contraints à subir, aux moindres frais, l'exode salutaire, voilà — à défaut d'autres conditions — qui suffit à ruiner la théorie qui prétendrait faire du médecin civil le médecin de l'armée. A chacun son métier, les fonctions sociales seront judicieusement exécutées (1). Et ceci ne veut pas dire qu'un chirurgien militaire soit inapte à remplacer un confrère civil, ni que nos confrères civils ne rendent pas sur le champ de bataille ou pendant les périodes d'instruction, qui mettent parfois longuement leur zèle à contribution, des services parfaitement adaptés aux besoins de l'armée.

---

(1) V. (in *Revue bleue*, 25 mars 1911), au sujet des répercussions sur l'hygiène publique des fonctions de la médecine militaire : Médecin-Inspecteur Viry, *la Médecine militaire et la Population*.

**Il faut que le commandement soit dans la main
du médecin.**

Dans l'armée, le médecin dispose de deux
sortes de forces : des petites et des grandes.

Les petites sont celles que lui valent ses
galons sur le personnel médical confié à sa
direction et aussi, en des circonstances qui
méritent attention, sur des militaires n'appartenant pas au service médical.

Les grandes lui viennent de l'*autorité morale*
qu'il a su s'acquérir.

Celles-ci, qui peuvent être très puissantes,
ne sont aidées que médiocrement par celles-là
qui, en maintes occurrences, sont parcimonieusement mesurées au docteur ; ce qui signifie
que, dans l'armée, le médecin doit se faire
soi-même sa personnalité et qu'il ne trouve
qu'un secours exigu dans les pouvoirs mis à
sa disposition pour le situer à la place due.
Tant pis pour les timides ou pour ceux qui
cèdent à l'attrait périlleux d'une modestie exagérée. Le règlement ne leur évite pas de se déprécier... au regard de l'opinion militaire ; car,
jusqu'à ce jour, ce règlement n'est pas tel
qu'il puisse, dans tous les cas, assurer à l'individu les garanties honorifiques légitimes et né-

cessaires. Je dis nécessaires parce que le déficit qui atteint l'homme frappe, par contre-coup, la fonction. La psychologie de l'espèce humaine détermine les relations humaines. Mesurer chichement la considération aux techniciens, c'est mesurer chichement l'influence que la société leur demande d'exercer ; les mettre en posture humiliée, c'est tarir le recrutement des techniciens. Toucher le praticien qui est à la fois le médecin et le médecin-expert de l'armée, c'est toucher le soldat ou l'État, ou le soldat et l'État à la fois.

Observons maintenant que les praticiens de l'armée font, dans la collectivité militaire, une toute petite minorité. Pour généreuse que soit une majorité, il serait déraisonnable de lui demander de rendre, avec une impartialité stricte, la justice qu'ils méritent à des êtres d'exception. Aussi, les médecins militaires, qui sont — dans toutes les acceptions du terme — des êtres d'exception, n'ont-ils pas, en général, la ressource de trouver dans les dispositions de leur entourage l'appoint ou, si vous préférez, l'appui qui les placerait à un niveau suffisant pour qu'ils cessent d'être condamnés à l'incessante obligation de pallier l'insuffisance du prestige qui leur est officiellement dévolu — ou de souffrir de cette insuffisance. Disons mieux : l'entourage, dans nombre de cas, ne semble prendre cette souffrance en considération que pour tenter de l'aggraver.

Ne croyez pas un seul instant qu'en écrivant ceci qui, tombant de la plume d'un jeune *thébib*, insuffisamment documenté, paraîtrait excessif, je cède à quelqu'un des excès détestables à quoi conduit l'esprit de corps. Non pas certes. J'aime l'armée et, dans mes vingt-cinq ans de services, je me suis fait, somme toute, plus de bons amis officiers que de bons amis médecins. Loin de m'insurger contre l'officier au bénéfice de l'officier-médecin, je trouve naturel que l'un et l'autre soient ce qu'ils sont, sans trouver cependant tout à fait naturel que l'un et l'autre ne soient pas astreints à l'entente parfaite dont l'armée bénéficierait.

J'ai voué à des chefs — médecins ou non médecins — un culte inaltérable et je pourrais citer tel colonel, tel général pour les beaux yeux de qui — sans que la raison de service intervînt — je serais littéralement passé au travers du feu. Mais aimer ses chefs ne retient pas de chérir la vérité. *Amicus Plato sed...* Comment, parlant en toute conscience, pourrais-je celer que *la phobie du médecin* n'est pas exceptionnelle dans l'armée et que c'est une triste condition que celle du docteur réduit à demeurer *seul de son espèce* au milieu de compagnons d'une espèce différente ? Ajoutez que l'éducation biologique a émoussé chez nous autres médecins un instinct discutable, mais profitable (je le dis, moi, opposé à l'esprit militaire), l'instinct de solidarité, celui qui unit, pour une action efficace, les membres d'une même corporation, ces membres fussent-ils disséminés.

L'éloignement que des causes nombreuses (les plus futiles ne sont pas nécessairement les moins désastreuses) maintiennent souvent entre l'officier et le médecin trouve son explication la plus excusable dans la différence entre l'idéal qui inspire chacun d'eux. Serviteurs l'un et l'autre de la nation, l'un doit détruire et l'autre réparer. On ne peut espérer que l'un ne paraisse pas, en quelque mesure, blâmable à l'autre. Un certain conflit est inévitable dont les patriotes pondérés doivent avoir à cœur de prévenir les excès et de supprimer les prétextes oiseux. Le bien du pays exige la collaboration, pour le dessein commun, de fonctions opposées. Qui veut ce bien ne peut oublier que ceux qui sont à la fois les moins nombreux et les moins armés ont les plus grandes chances de supporter des outrances et qu'il est périlleux de laisser de l'aigreur envahir de bons serviteurs.

Je n'admire qu'à l'égal d'une action naturelle le sacrifice du médecin qui s'infecte au chevet d'un malade et meurt contaminé. Quel docteur en médecine n'est prêt à mourir ainsi ? Je n'admire qu'à l'égal d'une action naturelle le sacrifice du médecin qui panse les blessés sous le feu de l'ennemi et tombe frappé d'une balle. Que de médecins militaires sont morts ainsi ! Quel médecin militaire faiblirait lorsque la mort se présente ainsi à lui ?

Mais, pour avoir rendu à ceux des nôtres qui, en nombre extrêmement élevé, furent victimes des guerres (certaines ont fait des hécatombes de médecins militaires) l'hommage pieux dû à leur mémoire, qu'on me permette de saluer l'héroïsme obscur du docteur qui, pour l'accomplissement du devoir médical, mène au détriment de ses intérêts propres une lutte dont le but est de convaincre le commandement des nécessités médicales, de faire triompher l'avis technique qu'il a toujours le droit de donner.

Cette lutte réclame un *spécialiste* — un spécialiste rompu aux aléas de la psychologie militaire, possédant à fond le doigté du milieu. Le spécialiste — le médecin militaire — saura jouer du règlement, qui, manié par des mains expertes, donnera des facilités, offrira des terrains de résistance. Le spécialiste s'imposera à un milieu indifférent, ou hostile à l'idéal médical, par une connaissance subtile des hommes et des choses, connaissance qu'il devra à son passage dans de multiples garnisons, à sa pratique des différents corps de troupe. Contre les mieux intentionnés, il lui sera parfois nécessaire de combattre. Vanité, orgueil, notion du devoir, reconnaissance, crainte des sanctions, tout ce qu'une collectivité d'âmes épanouit de sentiments divers — y compris l'animadversion — de tout cela le spécialiste jouera ; à tous les obstacles il opposera son habileté à servir sa cause. Il saura s'acquérir la bienveillance des grands chefs mieux pénétrés, en général, de l'obligation médicale que les subalternes. Il sera pour les compagnons de son rang un conseiller amical, un camarade mûri ; pour les inférieurs, un guide attentif, affectueux et prudent. Sans se soucier outre mesure des avanies que lui valent les infériorités intentionnelles qui lui sont réservées en matière honorifique — avanies qu'il ne tolérera cependant pas de qui les rendrait volontairement blessantes — il parviendra, par la dignité de son effort et la hauteur de sa morale, à s'imposer à tous et ramènera même — s'il sait s'y prendre — tel capitaine atteint de la phobie médicale qui, pour ne point le contrister, consentira à cesser de manger du médecin ou tout au moins à faire à d'implacables préventions une exception en sa faveur.

On conçoit tout ce qu'un pareil rôle nécessite d'expérience et d'adresse et combien il est désagréable que le règlement n'obvie pas, en garantissant mieux qu'il ne le fait le prestige du médecin, à d'inévitables insuffisances. Au fait, lequel d'entre nous oserait se vanter que l'insuffisance, préjudiciable aux intérêts de l'armée, ne sera pas inévitablement son lot, en quelqu'une des passes incessantes d'un jeu qui ne ménage l'amour-propre que de l'un des joueurs et contraint l'autre à l'héroïsme continu ? Nous parlions d'adresse, nous parlions d'expérience, c'est trop peu dire : le courage ne cesse de réclamer le médecin militaire. Ici, je vous convie à admirer. Se faire tuer, la belle affaire pour qui aime son pays ou sa profession ! Briser sa carrière pour une satisfaction de conscience, renoncer au mieux-être que promet l'avenir pour les siens — la femme, les enfants — et pour soi, voilà qui est méritoire et qui s'accomplit sans flonflons — sans fleurs, sans couronnes — sans les consolations et les admirations que suscite, à juste titre d'ailleurs, le trait public d'intrépidité.

Je craindrais de dire la vérité trop crue si ce n'était faiblesse que d'hésiter jamais à dire les vérités profitables. Quoi ! objecterez-vous, tant de courage pour remédier à tant d'outrances ! Quel tableau nous faites-vous là de nos officiers ? Nous ne les tenons pas pour faillibles à ce point. Doucement ; j'aime mes compagnons et ne les tiens pas pour fautifs. Mais je soutiens avec fermeté qu'en quelque collectivité que ce soit, l'outrance se produit inévitablement. Me croirait-on assez simple pour nier que l'outrance médicale soit possible ? Je déclarais que le chef d'armée qui lâcherait la victoire pour sauvegarder une ambulance commettrait, à mon sens, un acte criminel et sot ; j'ajoute que le médecin qui, pour éviter de déplaire à son chef et de compromettre son avenir, sacrifierait l'intérêt du moins méritant des malades confiés à ses soins, commettrait à mon sens une lâcheté. Encore une fois, il est une distinction entre l'idéal militaire et l'idéal médical. Et, tout en regrettant que des réglementations n'existent pas, qui permettraient de combler des fissures, force m'est de reconnaître qu'il est des cas où le médecin d'armée ne pourra jamais compter que sur son courage pour mettre, en vue d'une réalisation médicale, le commandement dans ses mains.

L'homme, quant au fond, est le même sous les habits les plus divers ; la nature humaine se

rit des classifications sociales et même... géo-
graphiques. Mais l'éducation et la profession,
de même que l'habitat, impriment aux hommes
des caractères psychologiques distincts.

Le propre du soldat est de se préparer à
l'offensive. Comment, de ce seul fait, ne pas
conclure que des outrances seront l'inévitable
conséquence des aptitudes exigées des soldats ?
Comment demander à l'homme en action de do-
ser la vigueur de la riposte, exiger que le poing
levé pour frapper s'arrête en cours de route,
que la volonté tendue vers un but s'embarrasse
de modération quand le but est en vue ?

Des faits innombrables viennent à l'appui de
mon dire. J'en veux citer un que j'ai cueilli
dans la biographie d'un militaire jugé non médiocre militaire par les militaires : le général
Bonaparte.

Donc, en Égypte, le jeune général résolut de
supprimer la peste qui menaçait de ravager son
armée. Il conçut une prophylaxie simpliste et
parfaitement efficace : il s'agissait simplement
de tuer tous les pestiférés et de brûler leurs
cadavres. Un homme se leva alors, qui n'était
point général, et cet homme — un médecin militaire — rappela le chef au sentiment de l'humanité. Bonaparte était un être exceptionnel ;
il ne garda point rancune au courageux Desge-

nettes : il le fit baron. Desgenettes, pour l'honneur du nom français, avait, au moment nécessaire, tenu le Commandement — et quel Commandement ! — dans sa main.

Et la chronique relate encore que certains soirs de campagne, alors que nul n'osait approcher le Maître redoutable, c'était encore un médecin militaire, le grand Larrey, qui osait faire entendre raison à Napoléon le Grand. Le conquérant, le conducteur d'hommes, le dominateur de l'Europe, ne s'irritait pas ; il consentait à ce que l'idéal militaire fût abaissé au profit de l'idéal médical et que la toute-puissance fût réduite par la puissance morale qui la rappelait à des devoirs primordiaux. Napoléon conçut même pour Larrey — qui, comme Desgenettes, fut baron de l'Empire — une telle estime qu'il lui advint d'honorer le praticien de la façon la plus éclatante que pût concevoir un cerveau militaire : il lui fit don de son épée. C'était le geste d'un chef.

De ce geste symbolique qui, honorant le plus illustre des nôtres, marque la victoire du savant et de l'honnête homme sur le plus renommé des grands capitaines, — bien qu'un siècle ait passé et que je ne sois pas bonapartiste, — je conserve assez d'orgueil pour que me soit plus chère encore l'épée que je porte au côté.

De tout mon cœur, je souhaite à mon pays
de placer aux côtés mêmes du chef de chacune
de ses armées un Larrey, c'est-à-dire de puiser
dans le corps médical pour le mettre à la disposition du général, non un tacticien, non un
censeur ou un flagorneur, non un discuteur capable de distraire ou d'énerver le Commandement, mais un médecin qui sache représenter
une force morale quand il le faut — *et seulement
quand il le faut.*

Conclusions.

Elles seront brèves.

Si je n'ai pas manqué mon but, j'ai réussi à
convaincre que, si la médecine militaire est telle
qu'elle est, c'est qu'elle ne peut pas être autrement et qu'elle tient sa constitution de la nature
des choses. Les docteurs en médecine capables
de satisfaire intégralement aux exigences de la
fonction : mobilité, absence de rémunération
de la part des malades, indépendance, connaissance technique et psychologique du milieu,
de tels docteurs ne seraient pas des médecins
civils ; ce seraient des médecins militaires. Et
dès lors que l'on disposerait de pareils médecins
civils — qui seraient des médecins militaires
— toutes les questions relatives à la médecine

d'armée subsisteraient ou reparaîtraient **sans** délai. Et les mêmes critiques seraient **faites et** les mêmes contestations se produiraient et les mêmes améliorations seraient désirables... **Que** la médecine militaire soit supprimée sans **que** l'armée soit licenciée ou réduite à n'être qu'**une** gendarmerie, nous verrons renaître la **médecine** militaire en quelques mois par la raison pé- remptoire qu'elle ne peut pas ne **pas être et** qu'elle ne peut pas ne pas être telle qu'elle **est.** Et ceci — encore une fois — ne veut **pas dire** qu'elle soit parfaite ou qu'elle ne pâtit **pas de** diverses défectuosités et que ces **défectuosités** ne puissent être amendées.

Si, comme je l'espère, le lecteur est d'accord avec moi sur ce point, il me permettra **de ne** pas discuter longuement et même d'**envisager** avec quelque légèreté le système qui préten- drait interposer un adjudicataire entre l'**armée** et les médecins de l'armée. Le sentiment est im- pondérable, mais il advient que l'impondérable défie les forces les plus puissantes et **réduise** au néant les schémas les plus séduisants **ou** les syllogismes laborieux. Je me réjouis d'**être** officier et de servir l'État; il me déplairait d'**être** aux ordres d'un industriel, si honorable et mé- ritant fût-il. Je consens à obéir à un chef, à **être** frappé par ce chef si j'ai démérité, à être ré-

compensé par lui si mon effort vaut d'être ré-
compensé; j'irai, sur un signe de lui, sans
broncher, à la mort...; je dénierais à un sou-
missionnaire le droit de me donner des ordres
et quitterais l'armée plutôt que d'être réduit à
lui rendre compte de mes actes. Aussi bien, je
me demande quel serait le pouvoir du ministre
sur des médecins soustraits à son action directe,
sinon même — au cas où des difficultés existe-
raient entre le ministre et l'adjudicataire — soustraits à toute autorité.

Je n'admire le projet que sur un point. Sans
doute, l'idée qui vient naturellement à l'esprit
est que l'emploi d'un intermédiaire — l'adjudicataire — serait une combinaison fort oné-
reuse, puisque celle-ci devrait laisser un bénéfice appréciable à cet intermédiaire, tout en
assurant aux docteurs une rémunération plantureuse destinée à compenser la perte des
privilèges attachés à la condition d'officier.
Soit! Mais que Barnum se charge de l'entreprise et procède à quelques exhibitions. Quel
homme, dénué de curiosité, se refuserait à
payer fort cher l'incomparable spectacle : la
vue de médecins qui seraient à la fois les médecins de Barnum et les médecins de l'armée
française ?

Et l'on oserait prétendre que l'esprit de stricte

économie n'a pas inspiré les auteurs du projet !

Des millions, certes...

N'en déplaise à Barnum, la médecine militaire est un instrument précieux, une épée bien trempée et souple, une arme de précision rigoureuse pour le combat contre les maux destructeurs de l'effectif militaire.

Si, à l'instar de toutes choses, la médecine militaire souffre d'imperfections, elle n'en est pas moins admirablement adaptée à son but.

Peut-elle servir à d'autres tâches encore ? Je crois bien que oui et suis convaincu que le moment est venu de le déclarer nettement.

Au médecin militaire, pionnier incomparablement nanti pour la lutte dont le triomphe de la civilisation est le prix, nul rival ne peut être opposé qui soit capable d'assurer aussi bien que lui la conquête merveilleuse que le siècle qui débute réserve à la mère patrie. Il importe que celle-ci fasse de son corps de santé militaire une pépinière — la pépinière des cohortes de savants, de bienfaiteurs et de conquérants pacifiques destinés à aller par le monde, pour ajouter au renom de la France, augmenter l'étendue de son domaine moral, affirmer par contre-coup sa prééminence dans le domaine matériel (politique et économique), consolider, rendre définitive sa domination.

Le rôle de la médecine militaire ne doit pas demeurer exclusivement social ; l'intérêt du pays exige qu'il devienne mondial.

Je vais tenter de le démontrer.

II

LE RECUL FRANÇAIS ET LES FORCES A CAPTER

LE RECUL FRANÇAIS

Ce n'est pas *recul* qu'il faudrait dire.

C'est plutôt *lenteur de l'accroissement*.

L'idée à exprimer, c'est que les grandes nations se développent plus vite que la France.

Le hasard m'a valu de découvrir récemment dans les colonnes d'un journal (1) des chiffres fort intéressants. Je suis d'autant plus heureux de les connaître que l'examen le moins laborieux qu'on leur puisse accorder convainc mieux que ne le feraient de longues dissertations de la réalité d'un phénomène assez inquiétant : la faiblesse numérique du groupe français au regard des principaux groupes étrangers.

(1) *Figaro*, 13 août 1913.

J'ai tout lieu de croire bien documenté l'écrivain qui a rassemblé pour ses lecteurs ces intéressantes statistiques. Peut-être sont-elles légèrement erronées, car les renseignements colligés à certaines époques manquaient sans doute de précision. L'approximation toutefois est suffisante pour qu'il soit possible de tabler sur les résultantes et d'en tirer des conclusions formelles.

L'auteur — M. Jules Roche — considère les peuples principaux, ceux qui, à chacune des époques envisagées, jouèrent dans la politique mondiale un rôle de premier plan. Longtemps ce rôle parut réservé à la France, à l'Autriche, à l'Angleterre, à l'Espagne... Hier, des concurrents nouveaux sont entrés dans l'arène : la Russie d'abord, puis l'Allemagne, puis l'Italie. Aujourd'hui le Japon vient de se révéler ; demain la Chine ou l'Amérique du Sud auront peut-être acquis assez de force et de cohésion pour peser d'un poids prépondérant sur les directives qui régissent la destinée des habitants de la planète.

Augmentation du nombre des rivaux (et peut-être ne prévoyons-nous pas d'où sortiront les plus dangereux), — *supériorité numérique des principaux d'entre eux*, telles sont les constatations qu'impose aux yeux et à l'intelligence des Français le clair résumé de M. Jules Roche.

Je reproduis les traits essentiels de cette étude dans le tableau suivant :

En 1648	Habitants
FRANCE.	20.000.000
Empire d'Allemagne.	20.000.000
Angleterre	8.000.000
Total	48.000.000

En 1789	Habitants
FRANCE.	26.000.000
Empire d'Allemagne.	26.000.000
Russie.	26.000.000
Angleterre	12.000.000
Total	90.000.000

En 1815	Habitants
Russie.	45.000.000
FRANCE.	30.000.000
Autriche.	30.000.000
Angleterre	19.000.000
Prusse	10.000.000
Total	134.000.000

En 1880	Habitants
Russie d'Europe	84.000.000
Empire allemand	45.000.000
FRANCE. . . . . :	37.000.000
Autriche-Hongrie . . . . . :	37.000.000
Angleterre . . . . ·. .	34.000.000
Italie	28.000.000
Total	265.000.000

En 1913	Habitants
Empire de Russie.	160.000.000
États-Unis	95.000.000
Empire du Japon	70.000.000
Allemagne . . . . ·.	65.000.000
Autriche-Hongrie.	52.000.000
Angleterre	45.000.000
FRANCE.	39.000.000
Italie	36.000.000
Total	562.000.000

Envisageons la situation de l'Europe. Une oscillation dirigée de l'Est à l'Ouest menace la France d'une invasion germanique, l'Allemagne d'une invasion slave. Si la France offre de la résistance, la situation de *l'organisme allemand* deviendra extrêmement périlleuse. Mais chute de l'organisme allemand n'est point synonyme de disparition des Germains. Une invasion peut être pacifique. Il est clair que, si on la tient pour inévitable, il serait préférable que l'invasion de la France par nos voisins de l'Est fût telle.

Ce n'est pas que, quoi qu'il puisse advenir, nous ne puissions, en fin de compte, tenir une certaine victoire, car une nationalité ne peut être anéantie que par la *destruction* de ceux qui la composent ou par leur *assimilation* à l'organisme vainqueur. La vitalité du nationalisme est, dans un peuple, fonction du **degré** d'assimilabilité (pardon du mot) de ce peuple. L'Angleterre n'a pas annihilé l'Irlande non **plus** que l'Allemagne la terre d'Empire. Bien **plus,** l'Irlande vient de détériorer, de la façon la **plus** périlleuse, le conservatisme anglais, **et je ne** donnerais pas cinquante ans aux Alsaciens-Lorrains pour endommager sérieusement le pangermanisme.

Le Français — comme l'Anglais — est aussi peu assimilable que possible : l'Allemand est une cire molle (1). Les masses allemandes des États-Unis se sont fondues dans le **creuset** yankee comme neige au soleil. Et les **vagues** germaniques peuvent déferler et couvrir tout le territoire de la Gaule, nous assouplirons nos

____

(1) Je crois que l'expression *cire molle* est de Bismarck.

envahisseurs au génie latin comme firent des Germains, leurs ancêtres, nos ancêtres gallo-romains.

Convient-il donc de se résigner à l'ultime victoire, celle que, pour leur consolation, les vaincus, lorsqu'ils sont d'une culture affinée, sont en droit d'attendre de l'inévitable soumission intellectuelle et morale d'un vainqueur de culture moindre ? Pas le moins du monde. Ce serait méconnaître et renier le génie gallo-latin que de ne pas lui accorder assez de vertu pour élever les courages à la hauteur des efforts belliqueux nécessaires.

Réduits par les armes et devenus les maîtres de nos maîtres par la qualité de nos habitudes d'esprit, nous n'en serions pas moins vaincus, pour avoir avili le pur éclat de l'héritage ancestral en y introduisant la soumission. Et quels amoindrissements d'ailleurs ne procurerait pas à la qualité du métal précieux l'augment qui, bouleversant les proportions de l'alliage, le rendrait à la fois plus massif, moins sonore, moins avide de lumière et d'une grâce moins légère ! Comment ne pas conquérir le conquérant sans ternir la belle flamme, le domestiquer sans lui laisser des plumes précieuses de la parure ?

Donc l'épée reste la sauvegarde du patrimoine, et qu'il s'agisse du patrimoine intellectuel et moral ou des biens matériels, il n'est que l'épée pour garder ce qui doit être gardé. Je sais bien que, tant que des hommes seront sur la terre, des Français seront parmi les hommes. Tout de même connaissons-nous parmi nos contemporains d'impeccables hellénistes et des latins de la bonne époque. Mais nous n'en sommes pas réduits déjà à cette période de survivance où, parmi les tombes, des mains pieuses s'activent pour faire éclore des fleurs sur des plants desséchés. L'ère du cimetière n'est pas encore venue, et, pour l'honneur comme pour la joie de l'humanité, la France vaudra encore au monde de l'orgueil et lui donnera de la beauté.

La résignation que prôneraient des âmes décidées à se rendre sans lutte trouverait dans le strict égoïsme sa condamnation capitale. Car d'espérer que — se fît-elle à l'amiable — une capitulation ne serait pas désastreuse, ce serait entretenir un espoir insensé. La génération qui serait réduite à ployer sous le choc d'une poussée exotique subirait le sort le plus cruel. Il est superflu de rappeler que nos voisins n'ont pas la main légère (1).

Mais doit-on même discuter la légitimité

(1) V. G. Espé de Metz, *Fleurs de Tranchées;* Paris, Lavauzelle. (*Note ajoutée sur épreuve.*)

d'un instinct aussi enraciné dans les fibres de l'être vivant que l'instinct de la défense, laquelle (soit dit en passant) doit, pour être efficace, se muer occasionnellement en attaque ? L'animal inférieur ne conçoit que la riposte immédiate ; la riposte différée ou indirecte marque un degré supérieur dans le développement des facultés intellectuelles. Il se trouve des chevaux assez bornés pour ne « taper » qu'en réponse à la provocation du moment ; mais la mule du pape rumina pendant sept ans la vengeance qu'elle sut enfin tirer d'un mauvais garnement. Se défendre tout court est bien ; j'aime la mule du pape qu'une ruade imprévue délivra d'un persécuteur qui, pour la mater, eût sans doute attendu qu'elle fût surprise et mal en train pour repousser l'attaque.

L'animal jeune et de sang pur obéit à l'impulsion qui lui ordonne de vivre. C'est être trop âgé que de déserter la lutte envers qui convoite la place qu'on occupe au soleil. Agir vaut mieux que de philosopher, et demeurer immobile, c'est préparer la période des larmes... et des remords.

L'observation des phénomènes biologiques — lesquels régissent les lois de toute activité — contraint à tenir pour normale la tendance

à persister. La biologie est encore le fondement des inclinations sentimentales qui exi-
gent le sacrifice de l'individu en faveur de la
survie de la collectivité et de la conservation
des 'acquis du passé. Et quels plus beaux
acquis que les nôtres! Parce qu'elle triompha
des tyrannies, la France est chère à d'autres
encore qu'aux Français. Sa disparition serait
l'extinction du flambeau surprenant, l'obscur-
cissement pour des siècles de l'étoile vers laquelle sont fixés les regards chargés des plus
nobles espérances, un arrêt du progrès dans
le monde, le recul de l'humanité.

Certains tentent de nous enjôler en promet-
tant à notre orgueil les prestiges d'une gloire
inconnue.

Il s'agirait simplement que la France, re-
nouvelant le sacrifice du Christ, consentît à
s'offrir en holocauste, victime volontaire des
entreprises de la Force. La splendeur d'un tel
martyre ne manquerait pas, nous assure-t-on,
d'avoir sur les peuples un effet bienfaisant et
de contribuer à leur avancement moral.

Je n'aurais de goût pour le sacrifice que s'il
m'était démontré qu'il aura de l'utilité. Jusqu'à
plus ample informé, je ne veux voir dans la
thèse qu'un étalage de naïveté. Et point ne la
creuserai-je davantage, par crainte de discerner

que la naïveté est peut-être côtoyée par pis.

On nous a certifié encore que l'humanité finira par se débarrasser de l'instinct primordial de combativité. Sans doute faut-il entendre par là que les hommes cesseront de se tuer... à l'aide d'armes de guerre. Car exiger qu'ils renoncent à se concurrencer, ce serait réclamer d'eux qu'ils fassent taire l'instinct de nutrition.

Et j'en appelle encore une fois à la biologie, notre incorruptible conseiller. Elle impose de confesser que, seule, une poussée nouvelle d'évolution pourrait enrichir la planète d'êtres qui, n'ayant plus de l'humanité les besoins essentiels, seraient sans doute des surhommes... à moins que ce ne soient des soushommes.

A défaut d'être *quantitative*, la supériorité française doit se faire *qualitative*.

C'est, plus que jamais, le moment d'user des engins les meilleurs, de l'emporter par l'excellence de la manœuvre, par l'habileté de la tactique et de la stratégie. C'est l'heure où l'obligation s'impose de jouer des alliances fructueuses, de recourir aux mérites d'une diplomatie subtile qui ne cesse d'être à l'affût des occurrences favorables, de guetter les défaillances de l'adversaire. C'est la phase où le sens de la conservation doit être sollicité avec suffisamment de méthode, d'autorité et de charme pour que les volontés demeurent implacablement tendues vers la réalisation des desseins nécessaires.

Ce n'est pas tout.

Des sympathies — fussent-elles simples bons vouloirs éloignés de la lutte, — la bienveillance — vînt-elle d'étrangers condamnés à la neutralité — peuvent ajouter au poids de notre effort en même temps qu'aider à la vitalité, au rayonnement et à la persistance du génie français. Ce nous est un devoir primordial de nouer ou de renouer d'étroites relations avec les francisants de l'étranger. En Russie, au Danemark, en Italie, dans l'Argentine, presque en tous lieux du monde, des gens nous aiment qui ne voudraient pas que la France disparût. Plus ou moins loin de nous, des nations seraient frappées par le coup qui atteindrait notre patrie mortellement.

Dans un cas pressant, un faisceau de forces morales, accoutumées aux mêmes directives intellectuelles, pourrait bien n'être pas d'un secours négligeable. Et, sans doute, une doctrine *pangalliciste* trouverait-elle ailleurs que parmi nos clientèles naturelles des Marches de l'Est des adhésions prêtes à se transformer en collaborations profitables. Loin de décourager de tels concours, nous devons nous employer à les susciter et à créer entre eux la cohésion. Le moins que puissent faire les Français les plus dépourvus de moyens d'action est de honnir toute manifestation de l'absurde penchant à l'ironie envers le parler et les mœurs étrangers, car les moqueries sont les semailles fécondes de la rancune — et même de la haine.

Petits moyens ! dira-t-on. Ressource minime ! Qui sait ? Je ne crois pas qu'on soit en droit de ne pas accorder de considération à quoi que ce soit de ce qui peut nous favoriser comme à quoi que ce soit de ce qui menace de nous diminuer ou seulement de nous déprécier. Lorsqu'il s'agit de raidir ses forces contre la mort, il n'est pas d'appoints qui ne méritent attention. Sans doute serait-ce d'une périlleuse simplicité que d'attribuer à la plupart de ceux-ci une importance qu'ils n'ont pas. La *supériorité numérique* a les plus grandes chances de demeurer le facteur capital dans une lutte où la balance des autres facteurs d'ordre militaire laissera vraisemblablement les deux camps en condition d'égalité. C'est plutôt à parfaire la victoire ou à pallier le désastre qu'à décider de l'une ou de l'autre que serviraient les aides accessoires dont la sagesse réclame que nous nous prémunissions au mieux. Accessoires, donc :

oui, accessoires ; mais accessoires avantageux dont l'emploi ne serait pernicieux que s'il venait à nous masquer l'essentiel.

Car, sur le principal et pour ce qui a trait au contact décisif, nous sommes en accord rigoureux avec l'irréfragable constatation : à mérite égal, les gros effectifs sont vainqueurs des petits.

La faiblesse numérique du contingent français a une cause essentielle : le *malthusianisme*. Et de celui-ci qui est un phénomène naturel, nous pourrions dire aussi que c'est un phénomène spontané s'il était rien de spontané dans la nature. Placer dans la volition humaine la cause première des restrictions à la natalité, c'est faire trop bon marché de l'observation scientifique, à la fois trop exalter et trop abaisser la personnalité humaine.

Trop l'exalter, parce que c'est la dire capable de refouler *motu proprio* les appels de l'instinct de persistance.

Trop la rabaisser, parce que c'est l'accuser de sacrifier à son agrément des tendances strictement normales.

Lorsqu'un groupe ethnique s'astreint à des renoncements dans l'accomplissement d'une fonction instinctive comme l'est celle de la paternité (et je donne au mot paternité son acception la plus étendue), ce ne peut être que pour satisfaire aux injonctions d'un instinct plus puissant encore que celui qui est — plus ou moins — sacrifié.

En fait, je crois que l'on peut considérer à l'égal de celui d'une loi de vérification aisée l'énoncé de cette affirmation que, dans une nation, *les phénomènes de la sexualité demeurent subordonnés aux phénomènes de la nutrition.* Autrement dit, le jeu de l'instinct fondamental de nutrition règle le jeu des manifestations sexuelles. Autrement dit encore, les variations de la nutrition ont pour corollaires des variations sexuelles. Celles-ci se traduisent par la restriction à la natalité ou bien par l'apparition de tendances parasexuelles et elles retentissent aussi bien sur la métasexualité la plus proche (allaitement, élevage des enfants) que sur la métasexualité lointaine : celle, par exemple, qui a pour effet de faciliter le mariage aux jeunes gens ou de les attarder au célibat.

On peut sans doute considérer le malthusianisme comme un stigmate révélateur de l'âge d'un peuple; je le crois surtout *fonction des conditions économiques* qui régissent ce peuple.

Et voilà bien la raison capitale qui fait vains les propos de ceux des écrivains qui, éprouvant

de la satisfaction à dilapider le temps en recherches oiseuses, prétendent supprimer l'une des
conséquences d'un état social soumis à d'iné-
luctables conditions d'existence et qui est la
pure résultante de l'ensemble des forces que
dégagent normalement les différents organes
dont se compose la nation.

Aussi bien nos moralistes useront-ils tous les
becs de leurs plumes. Mieux feraient-ils de
s'enquérir patiemment de la quadrature du
cercle, car la mathématique incite l'esprit aux
gymnastiques ingénieuses. Et de remède au
malthusianisme, il n'en est d'autre qu'un bouleversement intégral de la vie matérielle du
pays. Qu'on nous donne la banqueroute, voilà
la solution du problème. Il n'est de meilleur
adjuvant à la natalité que la misère, mère de
l'émigration.

Faut-il nous souhaiter la misère ?

Les peuples réagissent contre la pléthore et
aussi contre l'enrichissement selon des modes
qui sont moins peut-être en relations avec la
qualité propre du système nerveux des groupes
ethniques qui les constituent et sous la dépendance des directions éthiques et religieuses
auxquelles ces peuples sont soumis que subordonnés à l'intensité et à la valeur de l'activité

industrielle et commerciale. Les effets sont apparents, mais les causes sont multiples, complexes, difficiles à discerner, difficiles surtout à individualiser.

D'autre part, les habitudes, dans une nation, ne se modifient pas subitement et radicalement. En général, les processus sociaux survivent un certain temps à la suppression des facteurs qui les avaient engendrés. Ce qu'on appelle *vitesse acquise* n'est pas figure de rhétorique et trouve sa justification ailleurs qu'en mécanique.

Ceci explique que l'Allemagne, nation pauvre ou plutôt assemblage de nations pauvres, récemment enrichies, a continué et continue encore d'essaimer à la façon d'une nation pauvre.

Dans ces pays d'outre-Rhin, aux apparences plantureuses, la solidité économique comme la solidité politique (je veux dire la force de cohésion) ne paraissent pas soutenues par une suffisante résistance des matières premières. La façade est colossale, la substruction est semée de trous et la chute de quelques étançons mettrait l'édifice *a quia*. D'où la nécessité d'acquérir et, pour acquérir, de triompher. D'où, partant, la nécessité de vaincre. *Aut imperium, aut nihil*. Absorber ou mourir, l'Allemagne ne peut avoir une autre devise que celle-ci qui implique la nécessité de la guerre. Nous voilà donc avertis que l'adversaire n'aura pas licence de nous faire quartier, puisque nous faire quartier, ce serait son suicide. Une certaine doctrine nouvellement née nous recommande d'acquiescer dans la mesure du possible aux exigences périlleuses d'une incoercible fringale. Donnez du fer à l'Allemagne, nous dit-on, car elle ne peut pas s'en passer et la faim fait sortir le loup du bois. Saint François d'Assise sut dénouer une crise de ce genre et le loup dont il calma la faim devint, affirme-t-on, aussi doux qu'un agneau.

François était un saint délicieux ; il émanait de sa personne un charme infini qui subjuguait bêtes et gens. Pourtant, dans la circonstance, il prit soin d'assurer *intégralement* la subsistance du loup. Que François se fût contenté de jeter quelques victuailles à la bête, nul doute que celle-ci n'eût été qu'alléchée et que sa férocité se fût accrue. Mais François n'avait pas que bonté ; il était sage ; il était expérimenté ; il n'ignorait pas qu'il est imprudent d'accorder trop de confiance à la vertu des loups qui se font ermites tant que le désir n'a pas cessé d'habiter le cœur de ces néophytes inquiétants ; il se défiait des repentirs mal affermis et redoutait des accidents dont il ne voulait pas que ses ouailles fussent victimes. Au demeurant, son loup était un fort brave homme de loup qui exigeait le nécessaire et faisait fi du superflu. J'en sais d'autres dont la gloutonnerie ne serait point satisfaite à si bon compte et qui trouveraient dérisoire que nous leur offrissions la peau que nous avons sur les os...

Revenons à la natalité.

L'Allemagne, nation pauvre, prodigieusement enrichie par un subit coup de fortune et moins riche toutefois qu'elle ne paraît l'être, continue d'avoir la natalité des pauvres et d'opposer à la surabondance l'exutoire bienfaisant aux miséreux : l'émigration. Favorable à l'expansion commerciale, cette émigration ne paraît pas cependant contribuer d'une façon importante à l'élargissement du champ politique allemand comme le ferait l'implantation, sur des terres étrangères, de noyaux germaniques doués d'assez de cohésion et de résistance aux forces assimilatrices pour constituer des Allemagnes d'outre-mer.

Du fait de l'expatriation, conséquence de la surabondance de population, nos voisins subissent donc un déchet. Il est vraisemblable que, pour des raisons opposées, d'autres déficits ne tarderont pas à les atteindre et que la prospérité aura, chez eux, des répercussions qui, pour ne pas se manifester au delà du Rhin d'une façon absolument identique à celle dont elles se manifestent en deçà, n'en relèveront pas moins des mêmes causes premières dont nous avons commencé de ressentir les effets.

Dejà est reculé l'âge auquel les jeunes Allemands se marient; en même temps et, sans doute. par effet indirect de la pléthore, la parasexualité (1), que soulignent d'éclatants scandales, apparaît avec une fréquence relative qui témoigne sans doute d'une propension particulière de l'espèce germanique vers un mode d'évolution dont les conséquences aboutissent, dans nombre de cas, au même résultat que le malthusianisme intégral. Enfin, depuis quelques années, on constate dans la natalité allemande un fléchissement qui, sans nul doute, s'accentuera. Vraisemblablement toutes les nations européennes viendront à la phase de stagnation que traverse présentement notre pays, où la population a presque cessé de s'accroître. Mais elles y viendront avec plus ou moins de lenteur.

Il était naturel que la France, *qui tient toujours la tête quand il s'agit d'évolution*, fût la première à marquer le phénomène. Réactif d'une

(1) Je ne puis qu'effleurer ici les questions relatives à la pléthore, à la parasexualité, à la morale et à la religion. V. les derniers chapitres de mon ouvrage *Perversion et Perversité; l'homosexualité* (2ᵉ édit.), Vigot, 23, place de l'Ecole-de-Médecine, Paris.

sensibilité incomparable dans la matière socio-
logique, notre patrie ne pouvait manquer de
devancer ses voisines dans le retard à l'accroissement de natalité. Et le danger n'est pas
à proprement parler que nous subissons les
effets morbides d'une déviation contraire à la
normale ; il vient tout au contraire de ce que
nous éprouvons *plus vite que les autres* les
conséquences inévitables d'une évolution naturelle.

Ainsi — et pour quelque cause d'ailleurs que
ce soit — nous voilà moins nombreux que nos
voisins. Population moindre ; natalité moindre ;
effectif militaire tout juste suffisant pour jouer
le jeu auquel nous contraint l'adversaire.

Son dernier coup — que d'autres suivront
— aligna un tel nombre de pions que force nous
fut de rassembler tous les jetons et de racler
les tiroirs.

Ce serait le moment opportun entre tous où
l'intérêt nous devrait inciter à préconiser le
désarmement général, s'il était licite d'espérer
jamais la réalisation sincère d'une telle entreprise.

Fût-elle possible et les armées fussent-elles,
d'un côté et de l'autre de la frontière, réduites
à de maigres noyaux d'une égale importance,
le péril ne cesserait pas d'être menaçant ; je

crois même qu'il ne le deviendrait que davantage puisque au jour du conflit la mise sur pied de masses combattantes serait plus aisée, donnerait des résultats autrement importants dans la nation qui compte 65.000.000 d'habitants que dans celle qui n'en comprend que 39.000.000. Et quant à espérer que les conflits ne se produiront pas, à d'autres ! Encore un coup, l'instinct de nutrition commande les actes de la vie (1) et la structure de l'espèce humaine est telle que nous devons rejeter dans le domaine du rêve les fallacieuses imaginations qui peignent en l'homme de l'avenir une pure créature de rêve.

(1) Toutefois, le nombre peu élevé d'*adoptions*, dans notre pays, paraît moins résulter du calcul que d'un manque naturel de goût pour cette pratique qui fut, à Rome, très répandue. Puis, l'adoption nécessite trop de conditions et engage trop profondément la responsabilité de celui qui adopte. Je recommande *la subadoption*, c'est-à-dire l'introduction dans notre Code de prescriptions permettant la possibilité légale de souscrire à des types définis d'engagements ne liant matériellement et moralement le parent adoptif que sur certains points ou pour un temps limité. Ainsi un père de famille pourrait-il, sans craindre de porter à ses propres enfants un préjudice appréciable, *subadopter* un *enfant du peuple* ou *un jeune indigène de nos colonies :* s'engager, par exemple, à faire les frais de l'éducation de cet enfant jusqu'à sa majorité ou jusqu'à la conquête (dans un délai prévu) de tel diplôme, de telle fonction ou de telle situation *par l'enfant subadopté.*

Enfin, il serait bon qu'indépendamment de la *subadoption légale,* l'usage s'établît en France qu'un enfant riche prît sous sa protection un enfant pauvre ou un petit indigène de nos colonies et le considérât comme son *subadopté* de cœur.

Alphonse Karr disait aux adversaires de la peine de mort : « Que messieurs les assassins commencent. » Quel gouvernement aurait la naïveté de répondre à l'invite du partenaire assez fol ou assez dissimulé pour donner la comédie du désarmement ?

Le poids est lourd, mais il est inévitable que nous le supportions. Raidis de toutes nos forces contre l'obstacle, ayant même, d'après de bons esprits, dépassé déjà la limite de nos forces, la crainte pourrait nous envahir que toutes nos forces devinssent insuffisantes à maîtriser celles d'un rival qui est loin d'avoir usé toutes les siennes.

Reconnaissons que ce rival mériterait notre mépris si, dans une lutte où il risquera la mort — comme nous la risquerons — il ne combattait *pedibus et rostro*, avec le bec, avec les griffes, avec son énergie entière et de toute la force que donnent le goût de vivre, le désir de ne point disparaître.

Ses qualités balancent les nôtres, sa science n'est pas inégale à la nôtre, son goût de la méthode est des plus vifs, son dessein implacable ; il sait ce qu'il veut, il ne cesse de guetter les occasions favorables, et les récoltes de combattants qu'il peut tirer de ses peuples opaques sont trop abondantes pour que ce ne soit folie d'espérer en faire lever d'égales de notre sol national.

En sommes-nous donc réduits à ne compter que sur l'incertaine éclosion de génies guerriers, capables d'obvier à l'infériorité numérique par le seul renfort de leurs qualités exceptionnelles d'intellect ? Mais si ces qualités exceptionnelles — lesquelles peuvent apparaître chez nos adversaires aussi bien que chez nous — nous font défaut, ou bien si elles ne sont pas employées au moment voulu et dans l'emploi voulu à nous tirer d'affaire, si enfin le hasard, à défaut des préméditations et des intuitions des talents supérieurs, ne nous secourt pas efficacement, ne nous restera-t-il qu'à désespérer et ne devrons-nous attendre du sort rien d'autre... que l'écrasement par le nombre ?

Il ne le semble pas.

La France, en effet, ne dispose pas seulement de l'armée que lui fournissent ses 39.000.000 d'habitants. Elle tire aussi des soldats de ses territoires coloniaux.

En chiffrant à une *cinquantaine de millions* le nombre des indigènes soumis à la domination française, il ne semble pas que l'on s'écarte beaucoup de la réalité. Que nous sachions vouloir et faire le nécessaire pour conquérir au loyalisme les autochtones de nos possessions d'outre-mer, il nous sera loisible d'obtenir de celles-ci des contingents militaires assez nombreux pour que notre armée devienne, à tous points de vue, l'égale de l'armée adverse, sinon même pour qu'elle l'emporte sur celle-ci par l'avantage que les conditions de la guerre moderne font précieux entre tous : *la supériorité numérique.*

QUELQUES MOTS SUR NOS COLONIES

Les possessions françaises peuvent, du point de vue qui nous occupe, être divisées en trois catégories :

— Possessions peuplées de citoyens français ;

— Possessions peuplées d'autochtones protégés ou sujets français ;

— Possessions peuplées d'autochtones et de Français.

Colonies peuplées de citoyens français.

La population de ces colonies est composée de descendants de Français de France et d'autochtones en possession de la qualité de citoyen français.

La Réunion est un type de colonie où la race blanche, demeurée en général pure d'alliage, nous a valu un type créole des plus sympathiques. Les créoles sont français par l'hérédité, par l'éducation, par les sentiments. Non seulement leur loyalisme n'a jamais donné prise à la moindre critique, mais ils ont ajouté et ne cessent d'ajouter à la force et au rayonnement de la mère patrie; nous leurs devons un appréciable contingent d'industriels, de soldats et aussi d'hommes de sciences et de lettres. Est-il nécessaire de rappeler que des créoles ont atteint à la gloire la plus pure, conquis la moins contestable célébrité ?

Bien qu'en majeure partie exemptes de croisements avec les Européens, nos populations noires des Antilles donnent à la mère patrie de parfaites satisfactions et méritent un juste tribut d'éloges. On peut dire qu'entre le Français et l'indigène de la Guadeloupe ou de la Martinique la différence essentielle réside dans la couleur de la peau, alors qu'une même fidélité les attache à la France.

En somme, ces petites colonies sont de beaux et bons départements français que nulle ambiance ne parvint jamais à détacher peu ou prou du culte voué à nos drapeaux et à notre idéal. Et nous ne devons pas une moindre estime à leurs habitants qu'à nos autres compatriotes, que ces compatriotes soient, comme nous, des métropolitains ou qu'ils habitent le Sénégal ou la Guyane, Djibouti, Saint-Pierre ou Miquelon, Pétersbourg ou Buenos-Aires.

Un autre département, auquel s'attache le souvenir mélancolique d'un passé grandiose, est administrativement constitué par nos établissements de l'Inde peuplés d'Hindous légalement admis à bénéficier de la qualité de citoyen français.

Français par la loi, soumis aux devoirs qui incombent aux Français et jouissant des droits que confère le titre de Français, nos compatriotes français, créoles ou noirs de la Réunion et des Antilles, comme nos compatriotes hindous, ne doivent pas nous retenir, au cours de cette petite étude, au delà du temps nécessaire pour signaler le bien que nous pensons d'eux, pour exprimer le plaisir de ce qu'ils soient nôtres dans la *plus grande France*.

Je ne sache pas qu'on ait jamais incriminé avec raison et taxé de fauteur de désordres le libéralisme auquel les indigènes de celles de nos possessions que l'on appelle les Vieilles Colonies sont redevables de l'octroi de la qualité de Français.

Sans doute n'est-il que juste de faire remarquer que ces Vieilles Colonies (Réunion, Antilles, Inde, ...) ne sont faites que de territoires exigus et que, dans les pays d'étendue considérable et de population abondante, nous témoignons aux autochtones de dispositions différentes. Ainsi l'Algérie ne compte qu'un nombre insignifiant d'indigènes naturalisés, le **Sénégal** ne voit pas grossir beaucoup les noyaux anciennement formés d'électeurs noirs et l'Indo-Chine ne confère que parcimonieusement la **qualité** de citoyen français; encore un **décret récent** vient-il, dans notre Extrême-Orient, de **déclarer** *non héréditaire* la naturalisation dont bénéficieront un certain nombre de nos sujets ou de **nos** protégés du monde jaune.

Cette timidité, ces hésitations dans l'enrôlement de sujets nouveaux, alors que la population de la mère-patrie retarde à s'accroître et que l'incorporation de forces nouvelles **serait** nécessaire, témoignent de la difficulté qu'oppose, à la simple assimilation légale, le **conflit** des espèces nées de civilisations **différentes.** Le génie héréditaire persiste à travers heurs et malheurs et retentit chez les héritiers lointains d'un groupe, souvent fait par la conglomération d'éléments distincts, mais ayant acquis, par la vie commune sur une même terre et par l'accoutumance aux règles d'une morale unique ou d'une même religion, un état de cohésion consolidé par les siècles.

Nous avons dit que cette résistance de la cellule à l'action exotique, le Français la possède à un haut degré. Des peuplades qu'il a subjuguées, le conservatisme profond de certaines n'est pas moindre que le sien. Aussi le choc se produit-il; les aveugles mêmes sont astreints à le constater, car point ne prévaut la musique des mots contre le tapage des faits.

Je redoute des jeux antagonistes des forces françaises et des forces indigènes plus de mal que je ne puis le dire.

Que ce soit l'occasion d'exprimer la pensée de gratitude attendrie que méritent nos chères et fidèles Vieilles Colonies et d'accorder un regret, douloureux à l'égal d'un remords, à ces pays qui ne sont plus pour nous colonies jeunes ou vieilles, puisque la France eut le malheur de les perdre après les avoir peuplées d'émigrants de son sang : ainsi l'île Maurice, véritable sœur jumelle de notre île Bourbon, la Louisiane et l'admirable Canada où, vierge de tout alliage, une population de plusieurs millions de Français, sujets loyalistes du roi d'Angleterre, s'épanouit dans les vastes régions d'un pays plus grand que les trois quarts de l'Europe et déborde sur les États-Unis.

Possesseurs d'immenses régions, continuateurs persévérants détachés de la famille française dont ils ont hérité les vertus, gardé, à l'état d'incomparable pureté, l'esprit, le parler et les mœurs, les Canadiens français, descendants de Français, ne sont pas une cire molle...

La destinée réserve à leur labeur de jouer un rôle important dans l'histoire de l'humanité, à leur courage et à leur esprit de solidarité d'asseoir — pour le plus grand honneur et pour le profit sinon de la France, du moins de la *gallicité* — une domination vigoureuse dans l'Amérique du Nord.

Remords ou regrets de la veille, espérance du jour, orgueil de demain, ne sommes-nous pas en droit d'attendre du Canada toute la gamme des sentiments que la succession des époques fait inévitablement surgir de l'indestructible instinct des nationalités réduites à la sujétion ?

Possessions peuplées d'autochtones protégés ou sujets français.

Dans ces possessions, trois sortes de populations :

Une très faible minorité de Français ou de créoles ;

Un nombre extrêmement faible, sinon même insignifiant, d'autochtones naturalisés ;

Une forte majorité d'autochtones sujets (colonies) ou protégés (pays de protectorat) français.

Notre empire indo-chinois constitue le type parfait en même temps que la plus importante des colonies françaises de cette sorte. Le nombre des Français de France est infime au regard de celui des indigènes. Nos compatriotes demeurent une rareté et, s'il est une constatation à quoi il serait malaisé de ne se pas soumettre, c'est bien celle qui impose d'énoncer que le maintien des nôtres a, jusqu'à ce jour, trouvé sa condition essentielle dans l'existence des forces militaires exportées de la métropole.

Bien que dans certaines régions, au Tonkin particulièrement, un métissage relativement abondant résultant d'unions, généralement temporaires, entre Français et femmes indigènes, soit d'observation courante, il ne semble pas que le fait puisse, actuellement, entrer en ligne de compte dans la supputation des chances favorables à la consolidation ou à l'extension de notre influence.

Le Français est en Indo-Chine un vainqueur et un maître, disons un conquérant. Les obstacles au rapprochement psychologique et moral entre la variété gallo-latine et la variété asiatique ont pour corollaire l'obstacle à la réalisation de l'identification politique.

Semblable opération, renouvelée de celle que firent, en faveur des indigènes, nos ancêtres de la Révolution serait toutefois réalisable s'il ne s'agissait que de naturaliser quelques milliers d'individus. Mais l'Indo-Chine est abondamment peuplée et la naïveté la plus généreuse mériterait d'être qualifiée démente si elle prenait pour objectif de déplacer l'équilibre de la nation mère par l'introduction dans la demeure de millions de citoyens exotiques. Conférer intégralement l'assimilation légale aux naturels d'une contrée exiguë ou de population restreinte, d'accord. Les avantages de la mesure peuvent en balancer les inconvénients; et ceux-ci, s'ils existent, ne transparaissent que légèrement dans les remous que soulève le sillage d'un grand peuple.

Mais, d'autre part, le peuple conquis, s'il est compact, s'il offre de la résistance et ne peut s'abîmer dans le vainqueur au point de ne plus faire qu'un avec lui, quel sort la loi brutale de l'épée devra-t-elle laisser à ses désirs légitimes de bonheur et de liberté, aux espérances que le groupe humain le plus fruste porte au cœur comme l'une des meilleures, comme l'une des plus nobles raisons de ne pas s'abandonner et de prétendre persister ?

On peut dire que ce sont des cas d'espèces. On peut dire aussi qu'il est des lois, c'est-à-dire des déterminantes qui font que d'un point commun de départ (l'aspiration vers la liberté par exemple) résultent, sous l'influence de contraintes semblables, d'identiques aboutissements (des tendances à la révolte ou des organisations de révolte par exemple). Et l'on peut encore dire que le *do ut des* imprègne les relations entre conquérants et subjugués et que, dans les tractations qui s'élaborent inévitablement entre les uns et les autres, le don de plus ou moins de loyalisme par ceux-ci n'est que la conséquence directe de l'octroi de plus ou moins de libéralisme par ceux-là. Mais il faudrait ajouter que le plus ou moins d'ancienneté des relations entre ceux-ci et ceux-là rend plus ou moins sage ou plus ou moins imprudent l'emploi du libéralisme et aussi qu'il est indispensable de tenir compte, quand on se mêle de gouverner un peuple, non pas seulement de l'aptitude apparente, mais surtout de l'aptitude réelle de ce peuple à la soumission. Et le thème suggérerait cent autres réflexions encore, si la plus sage de toutes n'était que le simple bon sens doit garder de l'excès de philosophie et qu'il suffit à inspirer les pratiques judicieuses.

En vérité, deux doctrines sont en présence. L'une enseigne qu'il convient de placer toute sa confiance dans la force ; l'autre, qu'il n'est pas de force plus solide que celle qui résulte du consensus des administrés. La première a son fondement dans la férocité de l'instinct qui poussa souvent les dominations antiques à se débarrasser des opposants par l'extermination méthodique ou par la conversion en masse à la religion de l'envahisseur (1) ; la seconde prétend s'inspirer du sens critique et mettre à profit les enseignements de l'histoire. L'une n'est que l'héritière adoucie de la méthode d'Attila ou de ces musulmans qui faisaient grâce de la vie à leurs pires ennemis lorsque, tombés en leur pouvoir, ces ennemis consentaient à prononcer la *chahéda* (2) ; l'autre admet que tous les groupes humains ont le droit d'avoir leur place sur la terre et qu'il suffit de leur assurer

(1) Ajoutons que les temps rapprochés de nous virent la disparition de variétés américaines par l'alcoolisation quasi obligatoire.

(2) Les mots : *Dieu est Dieu et Mohammed est l'envoyé de Dieu,* suffisent pour faire du prisonnier qui les prononce un musulman dont la vie est généralement respectée, lorsqu'il n'est pas l'objet d'une rancune particulière.

une place convenable pour s'acquérir leur attachement.

A la fois réfractaires et soumises à l'un et
à l'autre dogme, les nations de l'Europe em-
ploient, dans leurs colonies, d'inconsistants pro-
cédés qui, inclinant tantôt vers l'autoritarisme
et tantôt vers le libéralisme, conduisent à hue
et à dia vers d'incertaines destinées (1).

On cite les Anglais comme modèles. Il n'est
que juste de leur accorder le mérite de savoir
s'acquérir toutes les réalisations que réserve
aux habiles l'observance attentive de l'opportunisme le plus judicieux. La fin, pensent-ils,

(1) De M. ALBERT MAYBON, in *Écho de Paris* du 31 mars 1914 :
« *Les Français d'Indo-Chine sont inquiets, non pas, certes, pour
leur personne ou pour leurs biens, mais pour l'avenir de la domination française. Les entreprises criminelles du parti annamite ennemi,
les bombes, les menaces ne les ont pas surpris; depuis longtemps
nos compatriotes savent que nous sommes détestés : il suffit de
vivre au milieu des indigènes pour remarquer des manières d'être
nouvelles qui dénotent une tendance à l'insubordination, comme
une impatience de notre tutelle.*

« *Pratiquer une politique de répression serait folie, semble-t-il; il
y a, au contraire, nécessité vitale à aider l'Annamite à s'affranchir,
et, d'ailleurs, le Français est de tempérament trop généreux pour
qu'il lui en coûte. Mais tout le monde conçoit que le libéralisme colonial est diamétralement opposé aux intérêts du dominateur. Les
Français d'Indo-Chine, patriotes éveillés, ont donc parfaitement raison d'être pessimistes... »*

Si je reproduis ces quelques lignes, ce n'est pas que
j'éprouve un respect excessif pour les appréciations de la
presse quotidienne, mais parce qu'elles me paraissent à la
fois s'accorder avec l'opinion des personnalités compétentes
et exprimer heureusement et brièvement les difficultés auxquelles se heurte l'action des nations européennes dans
leurs possessions asiatiques.

justifie les moyens. Et la fin ou, si vous le préférez, le fin du fin, c'est de rendre solide la
puissance du Royaume-Uni. Encore ai-je tort de
dire qu'ils pensent ainsi : je crois plutôt que,
s'ils agissent avec habileté, c'est en vertu d'une
aptitude particulière et par l'effet d'une sorte
de réflexe qui, avant toute réflexion et en dehors de toute réflexion, incite le citoyen de la
Grande-Bretagne à la solution favorable aux
intérêts anglais.

Est-il le plus fort, l'Anglais règne par la force,
et voilà le système hindou.

A-t-il lieu de redouter du nationalisme im-
pénitent d'un vaincu quelque morsure redoutable, notre lion disparaît pour faire place à la
tendre colombe tenant en bec le rameau d'oli-
vier. Et voilà Botha sujet loyal de Sa Majesté
Edouard VII, Wilfrid Laurier premier ministre
du Canada.

Je ne doute pas que l'Angleterre ne sache,
au moment opportun, faire, dans les Indes, les
concessions nécessaires au maintien de sa su-
prématie. La victoire des Japonais, et, passant
sur le monde entier, écho lointain et puissant
de notre grande Révolution, un souffle ardent
de liberté faisant tressaillir les opprimés, se-
couant l'Islam et bouleversant la Chine, ce sont
là des événements récents, capables de compro-

mettre en Asie l'hégémonie longtemps indiscutée des nations de l'Europe.

Jusqu'à ce jour nous n'avons pas cessé de répéter à nos indigènes : « Vous êtes de tout petits garçons, de simples enfants, incapables de vous diriger seuls. Laissez-nous gentiment vous mener par la main... à notre guise. Soyez dociles, obéissants et tendres. Autrement... gare le fouet ! »

C'est une maladresse que de rappeler sans cesse aux enfants qu'ils ne sont que des enfants, de leur remémorer à tout propos leur faiblesse et leur inexpérience, de les humilier en les menaçant de verges et, tout en exigeant d'eux affection et respect, de ne jamais relâcher une vigilance trop soupçonneuse pour tolérer qu'ils apprennent à se conduire.

Bonne tout au plus pour des enfantelets, la méthode compressive est funeste aux adolescents. Parfois elle fait d'eux des veules ; le plus souvent elle en fait des sournois ou des révoltés.

Les indigènes se sont mis en tête qu'ils ne sont plus des enfants. Ils ont pris les susceptibilités du jouvenceau à qui l'on refuse d'accorder la qualité d'homme. Susceptibilités ridicules et dont nous ne devons que faire fi, disent certains.

Non pas certes; cette susceptibilité n'est pas ridicule, parce qu'elle a souvent sa raison d'être, et il ne faut pas en faire fi, parce que les blessures d'amour-propre sont les causes les plus fréquentes de la rancune et de la haine.

On a coutume, lorsqu'on traite de la domination française dans la péninsule indo-chinoise, de comparer notre situation à celle de l'Angleterre dans la péninsule hindoue et de tirer avantage en notre faveur de l'étendue de l'empire des Indes et du chiffre de sa population (1).

Je crois qu'il est prudent de faire les remarques suivantes :

— Nous pouvons — et peut-être en même temps qu'elle — nous trouver aux prises avec des difficultés identiques à celles que rencontrera l'Angleterre.

— La domination anglaise a été établie dans l'Inde beaucoup plus anciennement que la nôtre en Indo-Chine.

— Les Anglais ne cèdent pas au sentimentalisme ; mais, s'ils sont très persévérants, si leurs méthodes ont beaucoup de continuité, ils savent au moment nécessaire faire preuve d'un opportunisme attentif qui ne se trouve que rarement en défaut.

---

(1) Cinq millions de kilomètres carrés et trois cents millions d'habitants environ (Birmanie comprise).

— L'Hindou paraît doué d'une activité et d'une réactivité moindres que celles de l'Annamite, plus voisin du Chinois et surtout du Japonais. Malgré leur mollesse, les Hindous ont fait une terrible insurrection (1857).

— Les Indes sont sensiblement aussi éloignées de leur métropole que l'Indo-Chine l'est de la France ; mais l'Angleterre, puissance coloniale et navale de premier ordre, dispose pour ses flottes de points d'appui nombreux et solides. La situation géographique de la Grande-Bretagne la protégeant de l'invasion, elle a pu, jusqu'à ce jour, réserver aux armements maritimes des forces qui, chez nous, sont absorbées par l'armée de terre.

— Enfin et surtout les populations autochtones des Indes sont profondément divisées ; une animosité violente sépare les musulmans des non-musulmans. Une condition aussi favorable pour la nation dominatrice n'existe pas en Indo-Chine.

Possessions peuplées d'autochtones et de Français.

Nous voici à l'Afrique du Nord.

La prépondérance française dans l'Afrique

du Nord n'étant pas *d'ordre* numérique, il semble légitime d'étayer toute considération sur l'avenir de cette prépondérance par l'examen statistique de la valeur quantitative des différentes espèces qui peuplent Algérie, Tunisie et Maroc. En effet les modalités gouvernementales, dans un pays à populations dissemblables juxtaposées, sont inévitablement — quoique dans une mesure variable — fonction de la relativité des rapports entre les chiffres des diverses catégories d'habitants. Une sorte de raisonnement par l'absurde rend cette conception facilement intelligible. Autre serait le mode de gouvernement d'une contrée qui, soumise à la France, compterait huit millions d'habitants sans qu'il s'y trouvât un nombre appréciable de Français, autre serait le gouvernement d'une contrée semblable peuplée de huit millions de Français, mais dépourvue d'étrangers et vide d'autochtones.

Quelle est la valeur numérique de la population française de l'Algérie et de la Tunisie et surtout quelle est cette valeur comparée à celles des populations ambiantes ?

D'après les documents officiels, les chiffres du recensement de 1911 signalent en Algérie 562.931 Français, dont 188.068 étrangers naturalisés et 70.271 Israélites naturalisés. Le nombre des Européens non naturalisés était en 1911 de 189.112. Soit :

Français d'origine 304.592
Étrangers et naturalisés . . . 447.451 (1)

Ajoutons à ces chiffres ceux du dernier recensement de la population européenne en Tunisie :

Français 46.044
Étrangers (dont 88.082 Italiens) . 102.432

Résultats pour l'Algérie et la Tunisie réunies :

Français d'origine 350.636 (1)
Étrangers et naturalisés . . . 549.883

En ce qui a trait à la population indigène, les chiffres de la statistique de 1911 indiquent,

(1) Le nombre des indigènes naturalisés en Algérie depuis le sénatus-consulte de 1865 est de 1.557 (déclaration de M. le sous-secrétaire d'État à l'Intérieur, Chambre des députés, 1ʳᵉ séance du 23 décembre 1913 : *Journal officiel*, p. 4026).

Consulter pour toutes études concernant l'Algérie et la Tunisie :

— *Bulletin bimensuel de l'Office du Gouverneur de l'Algérie*, Paris, Palais-Royal, 5, galerie d'Orléans.

— *Bulletin mensuel de l'Office du Gouvernement tunisien*, Paris. Palais-Royal, 4, Galerie d'Orléans.

Entre autres publications intéressant le Maroc, v. le *Moniteur du Maroc*, Paris, 18, rue de Montpensier.

Pour les colonies en général : *Bulletins de l'Office colonial*, Paris, Palais-Royal. Il existe également un *Bulletin de l'Asie française*.

en Algérie, le nombre de 4.740.526 (dont 3.626.574 Arabes et arabophones, 1.084.702 Berbères ou berbérophones et divers, 20.250 indigènes étrangers) et, en Tunisie, celui de 1.730.144 musulmans et de 50.383 Israélites.

Total général :

Français d'origine. 350.636 (1)
Étrangers et naturalisés. . . 549.883
Indigènes. 6.521.053

ce qui revient à dire, en chiffres ronds :

Trois cent cinquante mille Français d'origine pour :

Cinq cent cinquante mille étrangers et ***natu-ralisés*** et

Six millions cinq cent mille indigènes.

Soit encore :

un Européen pour *sept indigènes* environ ;
un Français d'origine pour *dix-huit indigènes;*
trois Français d'origine pour *cinq étrangers ou naturalisés* environ (2).

Ajoutons à la donnée numérique les observations suivantes, dont les plus hasardées ne

---

(1) Chiffre un peu trop élevé, car il englobe celui des Français naturalisés en Tunisie.

(2) La proportion de 3 à 5 serait réalisée par les chiffres suivants : 350.636 Français d'origine et 584.393 étrangers et naturalisés.

paraissent pas laisser beaucoup de place à l'hypothèse :

— L'écart entre le chiffre des étrangers et naturalisés et celui des Français d'origine, qui était, lors de l'avant-dernier recensement (1906), de : 444.774 — 313.586, soit 131.188, était passé en 1911 à 549.883 — 350.636, c'est-à-dire à 199.247.

— Une colonie italienne, forte de 88.082 âmes, colonie patriote et dont les membres sont réfractaires à la naturalisation, constitue, en Tunisie, une sorte d'État dans l'État.

— L'occupation de la Tripolitaine par l'Italie affirmera vraisemblablement la vigueur du nationalisme italien en Afrique.

— Il est vraisemblable que les grosses enclaves espagnoles, qui vont jouer le rôle d'État étranger dans l'îlot que forme l'Afrique du Nord entre ses deux mers et le Sahara, ne laisseront pas que d'exercer un rayonnement au Maroc et en Oranie et d'être un facteur de diffusion matérielle et morale de l'influence espagnole.

— L'adjonction du Maroc à notre empire algérien ne paraît pas devoir modifier à notre avantage les proportions des éléments ethniques en présence. Le nombre des indigènes se trouve augmenté d'*au moins* deux millions et demi. Si les premiers renseignements qui nous parviennent relativement à l'émigration française **au** Maroc paraissent assez satisfaisants, il **ne faut** pas oublier que cette émigration se fait en partie aux dépens de la population française de l'Algérie. D'autre part, en raison des conditions économiques dans la péninsule ibérique, **des** facteurs climatérique et ethnique, des aptitudes migratrices des Espagnols, de l'avance qu'ils ont prise sur les Français en Oranie, il est douteux que le nombre de ceux-ci parvienne à équivaloir au nombre de ceux-là dans l'Afrique du Nord occidentale.

Une conclusion qu'impose l'examen des données qui précèdent est celle-ci : Pour importants que soient les renforts que nous pourrons envoyer à nos colons d'Algérie, de Tunisie **et** du Maroc, la position des Français dans l'Afrique du Nord demeurera *celle d'une minorité*. Il me semble indispensable que nos compatriotes s'imprègnent volontairement et **profondément** de cette constatation qui me paraît devoir dominer toute la politique française **dans l'Afrique** du Nord.

Ne pouvant être quantitative, notre prépondérance n'a d'autre latitude que de se faire *qualitative*. C'est donc par la supériorité des forces matérielles dont ils disposent (contingents militaires mis à la disposition de la colonie par la métropole) et de leurs forces intellectuelles et morales (puissance de travail, esprit d'organisation et de prévoyance, bienveillance envers les autochtones) que les Algériens français peuvent espérer réaliser, en dominant les voisins, le dessein de soumettre intégralement le pays à la pénétration française.

Mais il ne suffit pas — malheureusement — d'être bon pour être fort et il ne suffit pas d'être fort pour durer. Une minorité directrice qui entend persister et rester directrice doit user de la seule arme qui permette de suppléer parfois à la force, de parer aux éclipses de la force, arme dont l'emploi est, par surcroît, de nature à conférer à la réalisation de conceptions purement intellectuelles la vertu qui vient des impulsions sentimentales : *il faut faire preuve d'habileté.*

Je crois fermement que, pour ne pas succomber, une élite placée, comme celle que constituent nos Français d'Algérie, au sein de populations différentes ou hostiles, doit s'astreindre à observer — fût-ce au prix de répugnances profondes — certaines règles essentielles. A mon avis, l'oubli de ces règles porte en soi l'irrémédiable condamnation de toute minorité dirigeante — cette minorité eût-elle à sa disposition de formidables moyens de résistance.

Ces règles, quelles sont-elles ?

Je crois qu'on peut, à l'usage des Français de l'Afrique du Nord (1), les résumer ainsi :

Éviter à la fois l'envahissement et l'étanchéité ;

Prendre en mains les intérêts des autochtones et des étrangers ; protéger efficacement les uns et les autres ;

Lutter contre toute conglomération d'éléments non français.

Ces préceptes sont-ils observés dans l'Afrique du Nord ? Que l'on se reporte aux chiffres prémentionnés des recensements de 1906 et de 1911. En s'aidant, par surcroît, des renseignements qu'offre aux compétences les moins laborieuses la grande presse quotidienne, n'en vient-on pas inévitablement à se demander :

— Si *l'envahissement* ne menace pas les Algériens de l'Oranie ?

— Si *l'excès d'étanchéité, id est* l'inemploi systématique de mesures permettant d'accueillir parmi les Français un certain nombre de musulmans, ne risque pas de faciliter, à notre détriment, l'union des éléments autochtones les plus disparates ?

(1) Il est regrettable que l'on ne se décide pas à adopter pour désigner l'ensemble de nos possessions de l'Afrique du Nord un nom générique, *Mauritanie* ou *Berbérie* par exemple.

— Si le Français d'Algérie prend suffisamment au sérieux son rôle de *protecteur*, de *défenseur*, de tous les non-naturalisés ? S'il réussit suffisamment à faire oublier aux indigènes qu'il est le conquérant et en quelque mesure l'ennemi ? Car — il est essentiel de ne pas l'oublier — la seule présence de l'étranger suffit, à défaut même d'autres conditions, pour réaliser entre autochtones une cohésion qui tend à s'affirmer et qui ne manquera pas de prendre une forme agressive contre l'Européen d'Algérie si celui-ci n'a pas l'habileté de rallier à lui un fragment de la population indigène.

Il paraît hors de conteste que la tendance actuelle des musulmans de l'Afrique du Nord est de s'unir en un bloc cimenté non pas seulement, comme il est naturel, par la communauté de foi religieuse, mais encore par une obéissance commune sinon au Khalife, du moins à des organismes panislamistes qui exercent indiscutablement dans tous les pays musulmans — dans les Indes notamment — une influence opposée aux intérêts européens.

Je crois qu'au lieu de confondre, à la façon de Tartarin, pour qui c'étaient indistinctement des *Teurs*, tous les adeptes de l'Islam, notre avantage serait d'user, avec sagacité, des influences traditionnelles (1) et surtout d'enseigner aux Berbères qu'ils sont possesseurs du sol depuis les époques antéhistoriques, qu'ils ont résisté à toutes les invasions, ont absorbé les Arabes et ne se sont islamisés qu'à une époque relativement récente, enfin qu'ils ont une langue (2) qui leur est propre et que dans les fastes, souvent glorieux, d'une histoire qui compta des chefs, tel l'Almohade Abd-el-Moumen, dont le génie fut comparé à celui de Charlemagne, une femme, *la Kahéna*, a introduit des traits de beauté et de merveilleuse bravoure (3).

(1) A.-G.-P. Martin, ancien interprète militaire, **professeur** d'arabe et de sociologie nord-africaine à l'École supérieure de commerce de Bordeaux, résume en quelques mots, de la façon la plus heureuse, les conséquences sociales qu'entraîna dans le monde indigène de l'Afrique du Nord, la défaite d'Abd-el-Kader.

Longtemps, écrit A.-G.-P. Martin, *la presque unanimité des musulmans nord-africains s'est tournée vers le Khalife chérifien, qui est le vrai pour les Malékites et qui a été l'âme de la « Défense nationale musulmane » dont le chef militaire fut Abd-el-Kader; mais, quand sa défaite a démontré qu'il était abandonné de Dieu, tous les musulmans qui pensent se sont tournés vers le Khalife ottoman, ou descendant d'Othman, dont la lignée a hérité le Khalifat du dernier des Abbassides, selon une transmission dont l'école hanéfite admet la légalité.*

M. G.-P. Martin est l'auteur de deux ouvrages extrêmement recommandables : **Précis de sociologie nord-africaine,** Paris, Ernest Leroux ; **Géographie nouvelle de l'Afrique du Nord,** Paris, Fogent et Cᵢᵉ.

(2) V. plus haut la donnée statistique : il existe en Algérie 1.084.702 Berbères et berbérophones contre 3.626.574 Arabes ou arabophones. Il convient d'ajouter que la plupart des arabophones sont Berbères.

(3) Voici, clairement résumé par *le Temps*, le résultat des .

Nous avons continué d'arabiser l'Afrique du Nord mieux peut-être que les Arabes eux-

recherches ethnographiques de deux savants : MM. Bertholon et Chantre :

« Que sont les indigènes que nous avons à gouverner dans l'Afrique du Nord ? A cette question, le docteur Bertholon et M. Chantre, l'anthropologiste bien connu, apportent des éléments pour une réponse dans un ouvrage considérable, **Recherches anthropologiques sur la Berbérie orientale** *; où ils exposent les résultats de longues années de patientes recherches. Ils ont visité l'Afrique du Nord canton par canton pour en étudier les populations, relevé les caractères corporels de 8.224 individus et mesuré 423 crânes appartenant aux différents âges géologiques et aux diverses civilisations qui se sont succédé dans le pays.*

A leur avis, « il est étonnant de constater le peu de variation des **types humains dans le Nord** *de l'Afrique ». Dès les temps mégalithiques, on y trouve établies quatre races : 1° une race négroïde qui est probablement la plus ancienne de toutes : 2° une race brachycéphale petite, à teint jaune, qu'on retrouve sur tout le pourtour de la moitié occidentale de la Méditerranée; 3° une race dolichocéphale petite, à teint bistré de rouge, que nos auteurs n'ont pu apparenter avec certitude; 4° une race dolichocéphale de haute taille, aux cheveux blonds, au teint clair et rose, semblable à la race nordique qui compose 87 p. 100 de la population actuelle de la Suède. Sur les cartes jointes à l'ouvrage, cette dernière occupe les surfaces les plus étendues.*

Ces quatre races ne se sont pas déplacées des territoires où elles se sont fixées dans la préhistoire. Les invasions punique, romaine, vandale, arabe les ont brassées sans les déraciner et sans les modifier sensiblement. Il n'y a point de différences entre les crânes des Tunisiens d'aujourd'hui et ceux des Carthaginois du quatrième siècle avant Jésus-Christ. Les envahisseurs ont imposé plus ou moins leur langue, leur religion, leurs mœurs; ils n'ont pas changé le sang : les indices squelettiques sont restés les mêmes. Ce qui amène les auteurs à cette conclusion que c'est le mélange de ces quatre races qui a formé le peuple berbère, lequel n'a pas cessé d'être en possession du pays. Aujourd'hui une partie parle arabe, mais la souche est berbère. Les vrais Arabes sont une infime minorité. »

Je tiens à signaler à propos de cette citation que mon ouvrage ne contient nul emprunt dont l'étendue ne soit clairement indiquée et délimitée et dont l'auteur ne soit explicitement désigné. Si les lecteurs découvrent quelques passages qui paraissent faire exception à cette règle formelle, c'est qu'il s'agit d'emprunts à mes propres travaux. (G. S.-P.)

mêmes ne l'eussent fait. Mon avis est qu'il convient de *noter la langue berbère* dans un de ses dialectes les plus répandus, *d'enseigner aux autochtones berbères la notation écrite de leur langue*, de développer l'enseignement (primaire, secondaire, professionnel, médical) en langue berbère, d'apprendre aux Berbères leur histoire, de leur donner le sentiment de leur valeur originale propre, disons de leur nationalisme. Ceci n'implique nullement une lutte contre l'arabisme, lequel vraisemblablement demeurera une force telle qu'il est de notre intérêt de prévoir pour cette force un emploi dans un rôle de contrepoids à un nationalisme autochtone.

C'est parmi nos compatriotes d'Algérie que se doit rencontrer l'homme capable de provoquer la rénovation désirable. Un travailleur modeste, un instituteur par exemple, vivant au milieu des Berbères, peut commencer à *noter pratiquement leur langue.* Il y parviendra, sans se heurter à d'excessives difficultés, *par l'emploi des caractères romains*, la création de quelques dérivés de ces caractères et *l'usage de diverses accentuations.*

Celui qui entreprendra cette tâche comptera dans l'histoire de la civilisation. Le but mérite de susciter l'effort d'un Algérien.

LES FORCES A CAPTER

La connaissance psychologique, qu'elle soit intuitive ou résulte de l'étude, est le fondement de la politique bienfaisante et habile. Pour régir les hommes, il faut comprendre l'homme. Et l'une des constatations scientifiques qui s'imposent en la matière, c'est qu'en tout lieu du monde l'homme, sous des apparences distinctes, présente entre autres traits essentiels ceux d'aimer passionnément la justice, de chérir la liberté, d'être enclin aux représailles vis-à-vis de qui lui fait du mal, d'être capable de dévouement envers ceux qui lui font du bien.

L'observance de principes étayés sur ces données primordiales est la condition d'une action gouvernementale efficace, c'est-à-dire de rendement profitable ; l'inobservance de ces principes conduit au désordre, soit directement, soit par l'entremise d'une phase de tyrannie.

Ces considérations, auxquelles l'histoire donne une confirmation certaine, ont la valeur la plus générale ; l'humanité tout entière obéit aux lois qui dérivent de la structure de l'espèce ; il n'est pas une structure de vainqueurs et une structure de vaincus; il n'est que des hommes, c'est-à-dire des êtres sur lesquels l'action exercée par des influences identiques se traduit, à des modalités d'expression près, par des réactions identiques.

La justice, la liberté, la bienveillance des dirigeants sont les objets fondamentaux d'une revendication incoercible; cette revendication, qui répond aux besoins essentiels de l'âme humaine, les administrés l'opposent inlassablement à ceux qui disposent de la force destinée, pour maintenir l'intégrité de l'organisme social, à rendre inefficaces les entreprises des ennemis de l'extérieur, et, à l'intérieur, à exiger de l'égoïsme individuel les renoncements indispensables à la conservation et au bien-être de la collectivité.

Il résulte de ces conditions qu'un gouvernement est bon et durable lorsqu'un état d'équilibre stable entre l'ensemble des tendances naturelles et normales d'un peuple et l'autorité à laquelle ce peuple est soumis permet aussi bien de satisfaire aux besoins matériels et sentimentaux de l'individu que de sauvegarder et de garantir l'existence de l'organisme social.

Les gouvernants, quels qu'ils soient, sont de simples préposés à l'intérêt général, mais des préposés nantis du pouvoir de réduire à l'impuissance ce que les appétits particuliers ont de contraire à l'intérêt général. Un conflit, qui vraisemblablement durera autant que l'espèce humaine, oppose deux sortes d'énergies, celle qui puise sa force dans l'amour de la liberté, celle qui s'impose par la nécessité de sacrifier de la liberté individuelle pour le bien commun. Les institutions solides règlent le jeu des énergies antagonistes de façon telle que chacune soit pour l'autre un contrepoids suffisant pour annihiler ce que l'exagération de celle-ci comporte de délétère.

Le gouvernement le plus tyrannique peut comporter l'usage d'un contrepoids efficace. Ce contrepoids peut résider dans la volonté bien intentionnée de l'autocrate, dans ses qualités de cœur, dans la surveillance attentive qu'il exerce sur ses subordonnés. Ce contrepoids peut encore, dans une monarchie absolue, s'exercer par l'entremise d'organes juxta-gouvernementaux capables, par l'autorité morale dont ils sont revêtus, de réfréner les caprices du souverain. Des grands prêtres rappelèrent à des rois des devoirs élémentaires. En Tunisie, le fellah menacé d'être dépossédé par le bey, possesseur du royaume tout entier, se hâtait de confier ses biens à des confréries religieuses qui lui en garantissaient l'usufruit ainsi qu'à tous ses descendants.

L'exercice du pouvoir conduisant aisément à l'abus de pouvoir et l'expérience ayant démontré que le bon tyran est un être d'exception, les peuples obtinrent la suppression des gouvernements qui, insoucieux de persister, avaient négligé de tempérer eux-mêmes leur autoritarisme par l'usage du contrepoids nécessaire.

Celui-ci s'affirma dans la monarchie constitutionnelle pour trouver dans la formule républicaine sa valeur maxima.

Mais, pour précieuse et bienfaisante que soit la formule libérale, la connaissance historique des évolutions humaines nous impose d'en considérer la réalisation simultanée comme inapplicable, du moins dans un mode strict et sous une forme identique, à toutes les variétés de l'espèce humaine qui peuplent actuellement la planète.

Les règles gouvernementales par quoi sont régis les peuples ne sont pas le résultat des créations cérébrales de certains hommes; elles sont les résultantes des besoins et des désirs des collectivités.

Les Français du vingtième siècle ne trouveraient pas plus le bonheur social dans la soumission à l'autoritarisme que les nègres anthropophages de l'Afrique centrale dans la pratique intégrale du régime parlementaire. L'humanité possède encore des tribus dont les habitudes sont à peu près celles de l'homme des cavernes.

Entre elles et nous s'échelonnent des groupes parvenus à des degrés divers d'évolution. Aussi les nations civilisées ne peuvent-elles pas prétendre soumettre à un régime unique tous les peuples réduits à leur sujétion. Elles doivent adapter leurs pratiques coloniales au degré d'évolution et à l'âge psychologique de leurs administrés d'outre-mer. Il faut encore qu'elles tiennent compte non seulement de la faculté d'évolution du peuple vaincu, mais de son histoire et des aptitudes que lui a données un long contact avec le sol qu'il habite.

Au demeurant, une raison de prudence retient encore le vainqueur de confondre légalement vainqueurs et vaincus dans toutes les colonies où ces derniers sont les plus nombreux, car le sort des métropolitains, expatriés et voués à la colonisation au sein d'une masse différente d'eux ou hostile, aurait les chances les plus assurées de devenir intolérable.

Il résulte de ceci que, si les doctrines de la nation dominatrice peuvent et doivent rester celles dont s'enorgueillit la civilisation moderne, si, en particulier, nos principes colonisateurs *ne doivent pas cesser d'être libéraux*, c'est-à-dire d'être étayés par les conceptions fondamentales de l'esprit de la Révolution, du moins convient-il de sérier les applications non seulement peut-être dans le temps (par l'octroi successif et progressif des libertés désirées), mais surtout dans l'espace par le discernement de catégories auxquelles d'inégales libertés peuvent être simultanément accordées.

Ce que nous avons dit précédemment de nos possessions coloniales (V. le paragr. *Quelques mots sur nos colonies*) justifie l'inégalité dans nos façons de traiter les indigènes.

S'agit-il du type : *Vieilles Colonies ?* Sur celles-ci la mention la plus brève suffira, puisqu'elles bénéficient à peu près intégralement de l'identification légale avec la métropole.

Autrement ardu est le problème algérien. Ici la foi républicaine la plus ferme ne peut esquiver de prévoir pour une durée extrêmement longue l'emploi d'une sorte de *régime aristocratique*, régime dont il sera expédient de tirer le rendement le plus favorable à la solidité de notre domination.

Il est en effet matériellement impossible de réaliser actuellement l'égalité politique entre les différentes populations du Nord de l'Afrique, parce que ces populations sont à des degrés différents d'évolution. Il paraît donc indispensable de *catégoriser* la société nord-africaine tout entière en se réservant de faire preuve vis-à-vis de chacune des catégories d'un esprit aussi strictement libéral que les circonstances et les conditions d'existence de la catégorie envisagée le permettent.

Je mets à la base même du régime algérien la nécessité que le citoyen français soit privilégié sous le triple point de vue : *matériel, politique* et *moral.*

Au point de vue matériel, par la concession de privilèges fiscaux contenus dans des limites *raisonnables,* mais *formels.*

Au point de vue politique, par l'établissement de mesures légales imposant que, *quoi qu'il puisse advenir,* une forte prépondérance numérique demeure acquise, dans le corps électoral, aux Français d'origine et aux descendants de Français d'origine.

Au point de vue moral, par l'octroi de certaines préséances, de certains privilèges d'ordre honorifique.

Quand l'ensemble de ces importants avantages sera indiscutablement reconnu et acquis à nos compatriotes, il est vraisemblable que le

Français d'Algérie s'intéressera avec bienveillance au sort et à l'évolution des autochtones et qu'il se fera leur protecteur attentif.

Ainsi sera réalisée une condition d'équilibre social qui exigera toutefois, pour s'affermir et pour persister, l'observance de deux principes essentiels :

La classe privilégiée et directrice doit être pourvue des moyens légaux de se *préserver de l'envahissement* par les classes subalternes.

La classe privilégiée et directrice doit être mise dans *l'impossibilité de se fermer hermétiquement*, car, pour qu'un régime tel que celui que nous venons de définir soit viable, il est nécessaire que le désir de faire partie de la classe supérieure suscite dans les autres classes de l'*émulation*. C'est cette émulation qui soutient tout le système.

La classe directrice doit donc s'ouvrir *suffisamment* pour que les énergies saines y puissent être accueillies et ne point se convertir, manque d'issue, en forces d'opposition ou de haine contre l'aristocratie, *insuffisamment* pour que l'incorporation de ces énergies à l'élément noble occasionne la déformation de cet élément ou le déprécie au point de ne plus faire de lui un objet d'envie.

De même que le soldat le plus fruste de

notre armée a dans sa giberne le bâton de maréchal de France, de même l'indigène le moins évolué doit avoir dans le capuchon de son burnous le brevet de citoyen français.

Jusqu'à ce jour les indigènes se sont refusés à la naturalisation parce qu'elle blessait leurs sentiments religieux (1) et leurs habitudes sociales (polygamie, coutumes et législations relatives aux successions, etc.).

Cependant un certain fléchissement s'est produit dans ces derniers temps. Si je suis bien informé, nombre d'indigènes ayant servi aux armées accepteraient d'être Français, pourvu que la latitude leur en fût présentée sous la forme d'un *droit à l'option* entre la conservation de leur statut et l'accession à la qualité de citoyen. Ils se refuseraient à demander celle-ci ; ils l'agréeraient si elle leur était offerte. Il est là un mystère — inaccessible pour nous, mais qu'il ne faut pas ignorer — de l'âme indigène.

Je redoute et que ces bonnes dispositions ne

(1) La sagesse recommande d'éviter, dans l'Afrique du Nord, toute intrusion dans l'ordre confessionnel. Aussi bien, quoique, à ce sujet, je professe une opinion parfaitement paradoxale sur ce que pourrait être l'action gouvernementale et aussi sur ce qui pourrait résulter de la généralisation de la méthode Foucaud, il n'est que juste de convenir que la méthode Lavigerie a, parce que ce n'était pas du tout une bonne méthode, catégoriquement échoué. L'apostolat du P. Foucaud est, du point de vue patriotique, au-dessus de tout éloge.

soient que passagères et que nous nous refusions à profiter du moment d'en user. Je crains que, non plus pour des motifs religieux, mais par *instinct nationaliste*, les leaders indigènes n'en viennent à déconseiller la naturalisation, pensant, non sans raison, qu'elle serait un obstacle à la cohésion entre autochtones musulmans, un empêchement à la formation d'un peuple, une cause de moindre vitalité, d'affaiblissement du pouvoir d'extension.

Si le bloc indigène se fait dans notre Afrique du Nord, la génération qui succédera à celle de nos colons actuels vivra des jours d'angoisse et sera frappée rudement dans ses intérêts.

Trop de compression sur la masse autochtone menace de faciliter l'éclosion du danger. Ajoutons, par surcroît, aux conditions qui nous sont défavorables, d'autres facteurs d'ordre psychologique. Ainsi une insuffisante considération accordée en général à l'indigène, vaniteux ou susceptible à l'excès, comme tous les inévolués, par l'Européen, l'absence chez celui-ci de suffisamment de sens critique pour concevoir les défaillances possibles d'une force dont il use spontanément, parce qu'ayant le sentiment ou plutôt la *sensation irraisonnée* qu'elle est inhérente à sa nature, il tend à en disposer ainsi qu'on a coutume de disposer des ressources de la nature; en un mot, le manque de prudence de bon nombre d'Européens, ont facilité une cohésion qui n'existait nullement entre indigènes voilà vingt ans.

Il serait sage d'influer sur les mœurs algériennes dans le but de rendre plus amènes les relations entre Français et musulmans (1) et la

(1) Une personnalité éminente de l'Algérie, M. André Servier, écrivain brillant au talent vigoureux et lucide, a fondé, à Constantine, au début de l'année 1914, un *cercle franco-algérien*, centre d'études et de documentation, organe de rapprochement entre Européens et autochtones.

« La situation actuelle, écrit M. A. Servier, ne peut se prolonger. *Il est inadmissible que Français et indigènes soient groupés en deux camps hostiles, séparés par une barricade de préjugés et de malentendus. Il faut dissiper les uns et les autres. Comment ? C'est ce qu'il convient de rechercher.*

« *Préjugés et malentendus proviennent surtout de ce que Français et indigènes ne se fréquentent pas, ne se connaissent pas, ne se communiquent pas leurs idées.*

« *Quand un problème se présente, les Français l'examinent avec leur mentalité, en se plaçant à leur point de vue.*

« *Les indigènes font de même, de sorte que la solution trouvée par les uns déplaît aux autres.*

« *Il est permis de supposer que, si ce même problème était étudié en commun, il serait plus aisé de lui donner une solution équitable, capable de satisfaire tout le monde, et il est certain que cette solution, soumise d'un commun accord, par des Français et des indigènes, à l'examen du Parlement et des pouvoirs publics, aurait beaucoup plus de chances d'être adoptée que si elle n'était présentée que par un seul groupe.*

« *L'exemple du passé nous le prouve...*

« *Le nouveau cercle assurera aux éléments français et indigènes des moyens égaux de discussion, de telle sorte que chacun pourra défendre ses vues avec des chances identiques de succès.*

« *Toutes les opinions pourront s'exprimer librement, au cours de discussions courtoises où la liberté de conscience de chacun sera scrupuleusement respectée. Toutes les idées, toutes les revendications seront impartialement examinées, étudiées et discutées, avec le seul souci d'accomplir une œuvre utile. Un seul sentiment sera rigoureu-*

pratique serait judicieuse qui, tout en accordant, à chacun justice et bienveillance, permettrait à tout indigène d'évoluer à son choix et selon son goût propre, soit dans le plan indigène, soit dans le plan français, et — *sans qu'il y ait égalité entre les plans ni même, dans chaque plan, égalité entre les individus* — de trouver dans l'une aussi bien que dans l'autre voie la place correspondant aux services rendus et à ses mérites ainsi que la satisfaction de ses aspirations.

Si la *voie française* donne, à qui s'y est engagé, paix, avantages, agréments et considération, elle ne manquera pas de solliciter un nombre de plus en plus élevé d'autochtones, et la francisation intégrale de l'Algérie cessera d'être une chimère.

Si, par contre, l'*évolution à la française* ne vaut aux musulmans que dédains et sarcasmes, si elle est l'occasion d'incessantes blessures à leur amour-propre, comment les mieux inten-

---

sement exigé : l'amour de la France et le respect des institutions républicaines. » (ANDRÉ SERVIER.)

L'initiative de M. André Servier, véritable révolution dans les mœurs coloniales, a la valeur d'un événement historique; elle marque une date dans l'histoire de l'Algérie et dans celle de l'expansion française. Que M. André Servier me permette de signaler expressément l'initiative qu'il a prise et de lui adresser mes vœux ardents de réussite.

Il n'est que juste de signaler que le cercle fondé par M. A. Servier se recommande d'une association maçonnique algérienne, la loge *Cirta*.

tionnés eux-mêmes, les plus fermes d'entre eux ne seraient-ils pas amenés tôt ou tard à s'unir sur le terrain proprement nationaliste avec les conservateurs les plus fanatiques, d'autant plus disposés à la lutte contre le roumi qu'il ne semble pas, jusqu'à ce jour tout au moins, que le plan indigène soit exonéré de toutes les contraintes superflues ?

Séparer les plans pour réaliser l'accord final, voilà la doctrine.

Mais il ne suffit pas de séparer les plans; il faut encore que, *dans chacun des plans*, justice, liberté et bonheur ne soient pas seulement des mots, sans quoi l'accord final des musulmans sera *antifrançais*.

On peut objecter à cette thèse que le nombre des musulmans décidés à évoluer à la française ne cessera pas d'être des plus restreints. Je crois qu'on solliciterait beaucoup de bonnes volontés en faisant légèrement fléchir en faveur de nos Algériens les règles qui leur imposent strictement de renoncer à leur statut personnel pour obtenir la naturalisation.

C'est ainsi que le plan français pourrait, à mon sens, compter — *selon des prorata établis en tenant compte et des besoins autochtones et des exigences imposées par la nécessité de maintenir notre prépondérance* — non seulement des *naturalisés* (c'est-à-dire des musulmans jouissant, après avoir renoncé à leur statut personnel, de tous les droits du citoyen français), mais encore des *demi-naturalisés* pourvus, mais non à titre héréditaire, des mêmes droits que les naturalisés, et aussi des indigènes pour qui les avantages de la naturalisation *seràient liés à l'exercice de certaines fonctions et cesseraient avec elles.*

La France est la proie d'esprits éminents qui préfèrent sauver les principes que de conserver les colonies. Pour ces esprits, les législations ne doivent pas s'adapter aux terres où elles sont exportées ; c'est la nature qui doit se soumettre à la rigidité de nos schémas. Ainsi n'admettent-ils pas que le bulletin de vote d'un polygame puisse influer sur l'élaboration de celles de nos lois qui régissent la famille, le mariage, la naissance.

L'argument aura du poids quand l'allégation sera imposée aux électeurs et aux élus français de n'être point célibataires, mais tous mariés, pères de famille et dégagés de toute influence sentimentale extra-conjugale.

Si, pour le chagrin des théoriciens, nous nous décidons à conférer le droit électoral à des musulmans, ce droit devrait être accordé en récompense de services rendus. Ce ne sont pas

les diplômes qui font les bons citoyens : c'est
la capacité du dévouement.

Toutefois il serait imprudent et injuste de ne
pas faire une place aux intellectuels.

Chaque colonie mériterait une étude spéciale (1). Et je regrette de devoir me borner à
ne toucher, dans ces pages, qu'avec la plus ex-
trème brièveté à celle-là même qui mériterait
de retenir particulièrement l'attention : l'Indo-
Chine.

En Asie, le facteur religieux n'est pas l'obstacle principal auquel se heurte notre action. Le
bouddhisme est parmi les moins intolérantes
des doctrines et nombreux sont ceux d'entre

---

(1) Malgré le regret que j'en éprouve, je ne puis, en quit-
tant l'Afrique du Nord, indiquer, fût-ce sommairement, la
bibliographie concernant l'étude des luttes de l'influence
française contre les influences adverses dans cette région.
Parmi les ouvrages récents, je signale ceux de M. Ismaël
Ahmet : *les Musulmans français de l'Afrique du Nord*, Paris, Ar-
mand Colin ; de Maurice Ajam ; de René Besnard et Camille
Aymard : *l'Œuvre française au Maroc ;* de Charles Dumas : *Libé-
rez les indigènes ou renoncez aux colonies ;* de H. Tridon : *Comment
la France perdra ses colonies.* Enfin je recommande l'œuvre importante du docteur Victor Trenga, *l'Ame arabo-berbère*, Al-
ger, Imprimerie moderne, Homar, éditeur, un vol. 220 pages.
L'Ame arabo-berbère est une mine de documentations et d'observations ethnologiques, sociologiques et psychologiques
relatives à l'Afrique du Nord. Je renvoie aussi à mon ouvrage : *Souvenirs de Tunisie et d'Algérie*, Tunis, J. Danguin,
éditeur, v. ch. IV : *l'état et l'avenir des populations de l'Afrique
du Nord*, et ch. V : *la colonisation française en Tunisie.*

nous qui ne se peuvent garder d'une sympathie certaine pour un dogme dont l'originalité est d'avoir rencontré l'étai fondamental d'une pure constatation scientifique : *rien ne se perd, rien ne se crée*. Les civilisations asiatiques ont poussé l'homme à un degré avancé d'évolution; elles sont très anciennes, fertiles en aspects imprévus et en perspectives profondes, marquées de cruauté et de préciosité. Nous nous heurtons en Asie à notre incompréhension du psychisme asiatique autant et peut-être plus encore qu'à l'incompréhension de notre psychisme par les Asiatiques.

On nous représente volontiers comme simplement campés en Indo-Chine et l'exiguïté du nombre de nos nationaux, l'importance des sacrifices qu'exigerait, le cas échéant, la protection que nous leur devons, conduit à envisager un échange de terre d'Asie contre des territoires moins éloignés de nous ou dont la possession nous tient particulièrement à cœur.

L'idéal, c'est d'arriver à réaliser des conditions telles que l'Annamite trouve son intérêt à se faire le défenseur de notre domination.

A cause du chiffre trop faible des Français d'Indo-Chine, il est vraisemblable que le système *proprement aristocratique*, qui convient à l'Afrique du Nord, ne donnerait pas de résultats favorables en Asie. Il s'agirait donc d'une sorte de condominium qui réserve aux Français direction et privilèges considérables tout en conduisant la masse autochtone vers une sorte de self-government assez tentant pour la détourner de sacrifier à l'attrait des sympathies chinoises ou aux incitations qu'exerce le prestige japonais. Un général français qui commanda en Indo-Chine a préconisé la formation d'une armée annamite destinée à ce rôle : faire garder l'Indo-Chine par les Indo-Chinois pour le compte de la France. La réalisation heureuse de semblable projet serait le triomphe de la politique coloniale.

De quelque possession française qu'il s'agisse, les Français qui habitent cette possession ne doivent pas cesser un seul instant de se remémorer *un devoir primordial :* se comporter, coûte que coûte, *de façon telle que, le jour d'une guerre européenne, la possession soit une source de forces, non une cause de faiblesse pour la mère patrie.*

Il n'est pas de Français qui ne doive se considérer comme un champion du pangallicisme et à qui sa conscience ne doive inlassablement répéter que le zèle pour le bien de la patrie ne

doit pas laisser la moindre trêve à chaque citoyen, le moindre repos à sa volonté d'effort,
le plus léger allégement à la dureté des renoncements nécessaires.

En dépit de répugnances parfois légitimes, le
Français des colonies a l'obligation de conquérir
au loyalisme le plus d'autochtones possible. Ce
serait se réserver des mécomptes désastreux
que d'escompter la fidélité de 50.000.000 d'indigènes si ces indigènes en venaient à détester
les Français au point de préférer, fût-ce au prix
de sacrifices plus ou moins pénibles, une domination étrangère à la nôtre.

L'action individuelle de nos compatriotes
immigrés est à la base même de l'effort nécessaire. C'est de leur savoir-faire, de leur souplesse politique, de leur *dextérité* que dépendent et leur propre sort ainsi que l'avenir de
leurs enfants et le sort de la colonie, sinon
même d'une métropole de plus en plus as-
treinte à recourir aux services de ses armées
indigènes.

Une attention toujours en éveil, le clair discernement des mouvements d'opinion *par une
fréquentation assidue des milieux indigènes*
sont parmi les conditions les meilleures pour
établir jusqu'à quel point et au prix de quels
avantages à eux concédés les naturels de nos

possessions sont capables de contribuer à l'augmentation de notre puissance militaire par l'apport de contingents entièrement loyalistes et sur lesquels nous puissions compter d'une façon absolue.

S'il suffit d'édicter des lois ou des réglementations pour lever des armées en pays subjugué, il ne suffit pas d'édicter lois ou décrets pour lever des armées loyalistes en pays subjugué. Ici encore le *do ut des* régit les transactions humaines. En dépit des paroles séduisantes et des promesses les plus chaleureuses, *seule une population loyaliste peut donner une armée loyaliste.*

Or le fondement du loyalisme, son point de départ initial, c'est *la satisfaction d'intérêts matériels.*

L'apaisement des besoins naturels a bientôt pour conséquence des satisfactions d'ordre sentimental et, lorsque le sentiment est traité avec une délicatesse de touche convenable, sollicité avec adresse et sincérité et aussi avec les ménagements que nécessitent les traditions, accoutumances et habitudes locales, il en résulte, de la part des administrés, de l'attachement à l'ordre de choses existant.

Aussi, répétons-le, est-ce une nécessité, à laquelle la France ne peut se dérober sans encourir des risques périlleux, que d'accorder aux populations asservies par la force française tout ce qui convient pour que ces populations *aient intérêt* à la conservation de la prépondérance française *et qu'elles aient la pleine conscience de cet intérêt.*

Alors deviendra réalisable sans danger le moyen de parer à la dépopulation et de donner à notre armée le plus formidable contingent militaire par la captation de forces indigènes grâce auxquelles, pour éloigné qu'il apparaisse dans l'avenir, le but ne laissera pas que de devenir accessible : faire de la République métropolitaine et coloniale *un empire*, c'est-à-dire une république de républiques, un groupement harmonieux d'États autonomes et cependant régis par les directives bienfaisantes émanant de l'intelligence et du vouloir français et solidement unis entre eux par l'intérêt et par le sentiment.

Si la réalisation de ce *programme impérialiste* nécessite la bonne volonté de tous les Français, elle réclame particulièrement le dévouement sans défaillance de ceux que leur connaissance de l'homme et leurs aptitudes professionnelles font les propagandistes par excellence de l'expansion française.

INDEX

Je signale aux lecteurs qui s'intéresseraient aux matières traitées dans ce chapitre mes ouvrages :

Souvenirs de Tunisie et d'Algérie. Préface de Th. Ribot. Tunis, J. Danguin. Paris, Flammarion et Vaillant.

et aussi :

Vers l'Empire... Préface d'Henry Bérenger. Paris, librairie Ambert.

Par les Colons. Paris, Émile Larose.

Avec les Berbères (en préparation).

La formule que constitue la réunion de ces trois titres : *Vers l'Empire, Par les Colons, Avec les Berbères,* résume la doctrine dont je préconise l'application dans l'Afrique du Nord.

III

PSYCHOLOGICA

LE MIMÉTISME MORAL

Quels sont dans les possessions françaises les meilleurs propagandistes de l'expansion française ?

Ce sont, à mon avis, ceux des Français qui, assouplis par l'éducation biologique à une conception philosophique réaliste (1) de l'homme et de la nature, puisent dans le maniement des variétés diverses de l'humanité et dans la lutte contre les maux qui l'atteignent une connaissance pratique non seulement de la physiologie, mais encore de la psychologie de l'homme.

(1) Je donne au mot *réaliste* le sens moderne, non l'acception philosophique.

Je crois que nul plus que le médecin n'est armé pour résister à l'attrait des préventions qu'en tout lieu du monde l'animal humain manifeste spontanément contre ceux de ses congénères qui doivent à l'existence sur un sol différent, aux enseignements d'une morale autre, des manières d'être distinctes des siennes.

Mieux que quiconque, le médecin perçoit aisément et intégralement l'identité des manifestations profondes du sentiment sous les apparences multiples, et parfois opposées d'aspect, qui les masquent. Et nul encore plus que le médecin n'a de facilité pour se garder des phénomènes de régression qui influencent le civilisé isolé au milieu de populations moins policées que celle qui lui a donné son hérédité et son éducation.

Est-ce bien *phénomène de régression* qu'il convient de dire? Ou plutôt n'est-il pas, d'une valeur toute générale, une loi de subordination en vertu de laquelle le milieu finit nécessairement par imprégner les conceptions et les volitions de l'être exposé à son action?

De même que certaines espèces animales prennent à la longue une fourrure ou un pelage de la couleur du sol sur lequel elles chassent ou sont chassées, du feuillage dans lequel elle nichent (1), de même l'homme subit du fait des ambiances — surtout s'il lui est impossible de se retremper journellement dans un groupe compact de compatriotes — une sorte de *mimétisme moral* qui atteint plus vite et plus profondément la faculté de discerner le bien du mal, tels que le bien et le mal lui furent enseignés, que l'aptitude à effectuer les opérations de l'esprit proprement dites dans le jugement purement objectif — peut-être même que la façon de ressentir et d'apprécier en matière esthétique.

Placé au sein de peuplades dont les habitudes et la mentalité sont celles des hommes de la cité lacustre, le Parisien le plus affiné, s'il ne meurt pas de la transplantation, subira inéluctablement des détériorations dont il a beaucoup de chances de ne pas s'apercevoir s'il ne les sait possibles et naturelles. Les réactions de notre civilisé présenteront plus ou moins rapidement des caractères qui les feront différentes de celles des civilisés, parfois les identifieront avec celles des primitifs.

L'hérédité ou plutôt l'atavisme facilitent sans doute les poussées qui, telles des lames de fond

---

(1) On appelle *mimétisme* la ressemblance que prennent certains animaux avec le milieu dans lequel ils vivent. On a coutume de citer à ce sujet l'exemple du caméléon.

bouleversant inopinément la tranquillité de flots paisibles, font éclore des retours impétueux ou sournois vers d'ancestrales barbaries. Les maladies, la fièvre, l'isolement, les outrances de régimes climatériques excessifs étouffent d'autre part ou amoindrissent le sens critique et le self-contrôle, tandis que la nature elle-même, dépourvue de ce qui rappelle l'effort civilisateur, rend à l'égotisme de l'âme une ampleur que magnifie encore le spectacle incessant des combats sanglants pour la vie livrés ouvertement dans l'immobilité et dans la splendeur indifférente des choses.

Régression? Détériorations? Oui, dans une certaine mesure, mais surtout mimétisme.

C'est d'une détérioration plutôt que d'une régression que pâtit le gentleman qui, condamné à vivre au milieu de bandits, perd, à leur contact, quelques-unes de ses délicatesses. Mais c'est proprement une *évolution assimilatrice*, un *processus d'identification* qui, en pareil cas, vaudra, dans son propre pays, une dépréciation à qui devient la proie d'un milieu dégradant.

Bien entendu, le mimétisme agit en raison inverse d'un degré spécifique de résistance de race, ou de variété de race, et surtout d'un degré propre de résistance individuelle. L'humanité possède ses caméléons et le règne animal comprend des espèces sensiblement réfractaires au mimétisme.

Mais l'action du mimétisme s'exerce aussi en raison directe de la puissance de certains facteurs au nombre desquels se placent au premier rang : l'éloignement des compatriotes, l'altération pathologique des organes sous la morsure des pays chauds, enfin et surtout *l'habitude de la domination sans contrepoids*. Ce sont généralement les plus intelligents, les plus sensibles, ceux dont le système nerveux perçoit les sensations avec le plus d'acuité que guette le *néronisme*, récolte vénéneuse des fantaisies exercées sans frein. Ce sont des intellectuels, des sentimentaux ou des sensitifs qui atteignent à des actes délictueux ou criminels dont la *physionomie particulière* trouve sa condition d'une part dans l'emprise que le mimétisme a exercée sur leurs auteurs, d'autre part dans l'hiatus dont se marque inévitablement l'activité réactionnelle d'un civilisé qui, dans une passe de régression vers la barbarie, conserve néanmoins, dans les manifestations générales de son être, les traits dominants du caractère des civilisés.

Le crime colonial doit son aspect anormal à ce qu'il résulte de la collaboration dans un même personnage d'un intellect éduqué et d'une morale de primitif. Et je ne doute pas qu'il n'existe parmi les primitifs transportés et instruits dans les pays civilisés de l'Europe une catégorie de délits particuliers dont l'accomplissement ne trahisse à la fois une psychologie adéquate à l'ouverture intellectuelle du délinquant et une perturbation dans sa façon traditionnelle de juger du bien et du mal.

Je me reprocherais comme une faiblesse de ne pas signaler cette considération que, si je place dans l'influence du mimétisme, ou dans l'insuffisance (1) de son influence, la cause des actes hybrides ou insolites observés chez les transplantés, par contre le peu d'importance que j'accorde au phénomène de régression proprement dit a pour explication que je n'accepte pas sans bénéfice d'inventaire la croyance au progrès moral de l'humanité.

La morale est l'expression des nécessités sociales qui imposent à l'égoïsme individuel des renoncements en faveur de la collectivité. La qualité de la morale — en jugeant cette qualité de notre point de vue de Français à la sensibilité subtile — a subi dans le monde des oscil-

______

(1) Je dis *insuffisance* parce que le triomphe intégral du mimétisme, c'est (ou plutôt ce serait) l'identification avec l'entourage, donc la suppression ou tout au moins l'effacement des actes atypiques.

lations qui sont en rapport avec l'étendue et la
solidité des empires qui occupèrent des places
prépondérantes dans le monde ou avec le nombre et la cohésion des adeptes qui, au nom
d'une foi, luttèrent pour ou contre un empire.
Plus s'émiettèrent les groupements, moindres
furent les morales et plus il y eut de barbarie.
Je veux bien que des progrès s'imposèrent
quelquefois : la révolution opérée par le christianisme en est un exemple. Mais je ne doute
pas que l'Égypte des Pharaons, la Grèce ancienne et nombre d'autres pays de l'antiquité
ne virent fleurir des morales aussi douces que
la nôtre et j'incline à penser que, même au
temps de l'âge des cavernes, il se trouva des
coins d'étendue appréciable où s'épanouirent
fraternité et bonté, que la morale des primitifs
eux-mêmes peut n'être pas inégale à celle que
nous nous enorgueillissons — et parfois fort
immodérément — de pratiquer.

Si réellement il est un progrès moral, nul
doute que nous n'en soyons surtout redevables
à un agencement de nos lois harmonieux et expérimenté, c'est-à-dire à une amélioration dont
le perfectionnement de la mécanique a été la
condition et la cause. Progrès en quelque mesure d'ordre intellectuel, puisque l'intelligence
le rendit possible et même le créa de toutes

pièces, mais progrès qui n'est pas dû à une augmentation de la puissance ou de l'étendue de l'intellect humain, car nul n'est en droit de déclarer que quiconque, parmi nos contemporains, surpasse en intelligence Platon ou nombre de ceux qui vécurent bien longtemps avant Platon. Par contre, l'observation plus complète de la nature nous a livré des étendues nouvelles, tandis que les développements de la machinerie permettent dans l'ordre social des réalisations inespérées.

Les morales, disons-le une fois encore, ne sont que les expressions des nécessités qu'imposent à la collectivité les besoins de la vie, tels que les circonstances font les besoins de la vie. Celui-là, véritable force, parfois inconsciente, de la nature, est sacré grand ou génial qui, parmi les hommes, traduit le premier, et surtout le plus opportunément, avec une clarté suffisante, les désirs latents ou imparfaitement exprimés encore que suscitent, dans l'instinct des masses, les obligations d'existence nouvelles.

Que le groupe se fragmente, que le lien social soit rompu *ou simplement que les besoins essentiels d'un peuple cessent d'être suffisamment satisfaits*, voilà la morale à vau-l'eau, ou plutôt voilà des morales nouvelles qui surgissent et qui sont pleines de cruauté. Et l'on dira peut-être encore : réapparition de la tendance sanguinaire propre aux âges de fer. Et derechef nous répondrons : Sans doute, des férocités ne cessent d'éclore çà et là sans raison apparente ; sans doute, guerres et révolutions font affleurer des sauvageries qui semblent s'exaspérer du fracas de leur propre activité, et sans doute, dans les unes comme dans les autres, l'hérédité a-t-elle une part appréciable. Car, pas plus que celle de la maladie, nulle lignée humaine n'évita au cours des âges la rencontre de la brutalité et du crime ; et quel mal et aussi quel acte ne s'impriment sur la substance vivante et n'y retentissent indéfiniment pour le défi de la mort, si, après l'impression, il y a eu procréation ?

Mais, dans la règle, l'acte nocif n'a pour origine que le besoin de satisfaction d'un instinct en instance d'assouvissement. L'intérêt commun édicte la loi qui punit le crime, c'est-à-dire qu'il s'oppose, pour le profit de la collectivité, à la satisfaction individuelle. Et le crime n'a de valeur objective qu'en tant qu'il porte une atteinte à la loi, de valeur subjective qu'en tant que celui qui le commet a conscience d'enfreindre la morale, au moins d'enfreindre la morale telle qu'il conçoit la morale. Ce à quoi il convient d'ajouter une importante considération : c'est que le crime engendre le crime et que le désir de vengeance, naturel au cœur de l'homme, rend préjudiciable le crime à celui-là même qui a commis le crime ou à ses descendants.

Je ne croirais pas tout à fait digne de gens de science de donner, comme font la plupart des hommes de toutes les nations, dans un travers plaisant : celui qui consiste à accorder à la morale du peuple auquel ils appartiennent la supériorité sur toutes les autres morales. Par contre, on doit s'incliner devant l'opinion du biologiste déclarant que, si la vendetta n'est pas exceptionnelle chez les civilisés, elle compte parmi les devoirs les plus vénérés des primitifs. Et si le biologiste étudie et révèle les modalités diverses de la vengeance, s'il établit la particulière solidité de la rancune dans les conflits entre individus appartenant à des groupes ethniques différents, si, enfin, son enseignement et sa conduite se pénètrent des méthodes qui permettent d'user de la fermeté sans provoquer la rancune, notre biologiste ne fait plus seulement figure de savant : il se comporte en gouvernant et en chef.

Les nations européennes ont accoutumé de couvrir d'un voile discret les excès par quoi leurs nationaux compromettent, dans les colonies, la domination du civilisé sur les indigènes.

Je ne crois pas qu'il soit méthode davantage condamnable. Non pas certes qu'il ne soit légitime de blâmer, dans la publicité, toute exagération qui puisse inciter au scandale. Mais l'examen objectif des faits est à la base même de toute administration raisonnable.

Ce que l'on ne dit pas et ce que l'on ignore, c'est qu'une insuffisante éducation psychologique et biologique est la condition d'existence de la plupart des délits et des crimes coloniaux. *Tel Européen qui commet l'abus le plus répréhensible est innocent d'autant que le fut le père Noé lorsque, pour la première fois, le vénérable patriarche éprouva la force capiteuse du vin, innocent comme l'enfant qui, ignorant le pouvoir funeste de l'alcool, se grise pour avoir eu la curiosité d'y goûter.*

Souvent le mimétisme se révèle par des accès inattendus, sinon même foudroyants, auxquels celui-là peut échapper que l'on a *prémuni* contre lui-même, par une documentation entièrement sincère des anomalies morales auxquelles peuvent conduire transplantation et isolement, par l'enseignement de l'histoire non expurgée des relations entre les Européens et leurs sujets d'outre-mer (1).

(1) Le mimétisme, aux colonies, atteint surtout ceux qui, par nécessité ou par goût, vivent le plus, et le plus isolés, au

Que d'enfants, s'ils n'étaient *prémunis* par la sollicitude attentive de leurs parents et de leurs maîtres, deviendraient paresseux, ivrognes ou menteurs ! A quel homme partant pour les colonies n'est-ce pas un devoir de révéler la puissance et les lois du mimétisme moral, les excès redevables à la pratique de l'autorité exercée sans contrôle, le phénomène *de déclanchement* qui se produit en celui qui, ayant commencé de frapper, frappe de plus en plus fort et finit par éprouver, d'agir avec cruauté, une jouissance tyrannique ? Mais quel homme plus que le médecin est en mesure de donner un pareil enseignement et quel homme encore est capable mieux que lui d'éviter des fautes et de pratiquer des vertus dont il est le seul à ne pas ignorer complètement la genèse ?

milieu des autochtones. Peut-être une inconsciente tendance à se garer du mimétisme est-elle au nombre des causes qui éloignent nos colons de l'indigène. Mais cet éloignement comporte, lui aussi, des dangers pour l'avenir de notre domination. Aussi ne recommandera-t-on jamais suffisamment, en matière de sociologie coloniale, les études documentées, sincères et dépourvues de la moindre partialité, qui seules permettront d'aboutir à des solutions sages et à des conclusions favorables à nos intérêts si la question est posée ainsi : *quelles sont les méthodes à employer pour donner dans les colonies son maximum de force et d'expansion à l'influence française ?*

VARIATIONS SUR LE MENSONGE

S'il n'est pas de façons d'être et de propensions jugées condamnables par notre morale, de défauts, de vices et de crimes, que l'Européen ne considère volontiers comme appartenant en propre à l'indigène de la colonie qu'il habite, nulle sévérité, parmi toutes celles dont l'opinion se charge volontiers à l'encontre de nos administrés d'outre-mer, n'atteint la fréquence et... l'outrance de celle qui stigmatise le mensonge.

C'est que, sur le sujet, l'observation est malaisée et le critérium manque. Nous ne pourrions incriminer l'incontestable bravoure des peuples que nous subjuguâmes sans déprécier ceux des nôtres qui les réduisirent et sans choquer de front une irréfragable constatation : le beau courage de nos soldats de couleur : sénégalais, annamites, etc., et l'héroïsme de nos turcos.

Par contre, l'incoercible vanité que les hommes ne manquent pas de tirer de leurs comparaisons avec le voisin conduit inévitablement à déclarer de qualité inférieure la sincérité de l'étranger. Il n'est pas ici de démonstration qui se puisse étayer sur des preuves indiscutables, et le dosage de la véracité se heurte à des obstacles d'autant plus redoutables que force gens ont pour coutume de se mentir à soi-même et souvent de ne s'en apercevoir pas.

Dans une matière aussi dépourvue de repères apparents que l'étude de l'étendue et de la valeur du mensonge chez un peuple, les dispositions les plus fermes à la méfiance envers les idées d'allure courante ne laissent pas que de risquer particulièrement de se trouver en défaut.

On m'excusera d'en donner un exemple personnel, par la brève indication de ce que des réflexions et des observations, échelonnées sur une suite d'années, apportèrent de retouches à l'opinion première que j'avais du mensonge de nos Berbères de l'Afrique du Nord.

Dans une lettre adressée à Th. Ribot et dont je donnai communication à la Société d'anthropologie de Paris le 3 avril 1902 (1), j'écrivais :

L'éducation, le tact inné sont beaucoup plus répandus chez les Arabes que la plupart des Européens ne le croient. Pour ces derniers,

---

(1) V. *Bulletins et mémoires de la Société d'anthropologie de Paris* (1902, fasc. 3) et mon ouvrage *Souvenirs de Tunisie et d'Algérie* (préface de Th. Ribot) : Récompense de l'Académie des sciences morales et politiques. Prix Audiffred 1906. 3· mille. Tunis, J. Danguin. Paris, Flammarion et Vaillant.

l'indigène est inférieur, grossier; c'est un type d'humanité dégradé. C'est une erreur. L'Arabe a d'instinct le sentiment des convenances, le sens des nuances les plus fines de l'âme. Certes, il est des Arabes mal élevés; d'une façon générale, les indigènes, fussent-ils de condition inférieure, sont fins, polis et dignes. Il est juste de remarquer que les différences de caste ne mettent point autant d'éloignement que chez nous entre les hommes; elles se manifestent avec moins de brutalité : un pauvre homme va s'asseoir à côté de son caïd et cause familièrement avec lui.

Si le tact, la finesse, la politesse arabes sont souvent méconnus, c'est, nous devons l'avouer, que beaucoup d'Européens, mal élevés ou maladroits, sont incapables de les apprécier. Comment peuvent-ils comprendre les nuances du caractère et de l'esprit, ceux que nous voyons — et ils sont nombreux — évoluer lourdement dans la vie, bouleversant sans s'en douter les sentiments les plus délicats, les plus exquis ?

L'indigène est menteur; c'est la pure vérité. Il est sans doute plus menteur que l'Européen ; c'est encore vrai et cela passe encore. Mais il est autrement menteur, et ceci est impardonnable.

Chaque peuple est doué d'une vanité admirable qui lui voile ses propres tares. Notre mensonge nous répugne moins que le mensonge italien, notre hypocrisie nous paraît bagatelle au regard de l'hypocrisie anglaise, notre vol est peccadille comparé au vol arabe. Les Italiens, les Anglais, les Arabes jugent tout à l'opposé. Nos débauches nous paraissent d'élégants baladinages; Londres, c'est Sodome; à Londres, c'est Paris qui est Gomorrhe.

L'Arabe (1) n'a pas encore compris l'intérêt de ne pas voler peu. Chez nous, nos mœurs, nos conventions, notre équilibre social font le vol en petit inutile ou dangereux pour les gens de la société. Un homme du monde vole énormément ou pas du tout. Un honnête homme, riche et pas avaricieux, ne s'attache pas à certaines petites économies; certains caïds font des cadeaux royaux et se soucient trop de sommes d'argent infimes. Un caïd qui vole vole beaucoup et peu, indifféremment, selon l'occasion. Chez nous, le vol de petites sommes d'argent conduirait tout de suite à sa perte un homme du monde; nos habitudes sociales le veulent ainsi; chez les Arabes, au contraire, les gens des classes les plus élevées peuvent, s'ils sont

____

(1) Par Arabe, il faut entendre indigène. Les Arabes de l'Afrique du Nord, nous l'avons dit, sont en immense majorité Berbères.

voleurs, voler peu, et ils y trouvent profit et non dam comme il leur adviendrait en Europe, où l'indulgence ne va qu'aux vols de certaine nature et qui en valent vraiment la peine. Cette distinction entre le petit et le grand vol passe l'imagination des musulmans et beaucoup apprennent à la connaître à leurs dépens. Il est juste d'ajouter que chez nous-mêmes elle échappe à l'observation de beaucoup de nos contemporains.

Sans vouloir aborder les questions religieuses, je crois que le christianisme est la religion qui a le plus fait contre le vol et contre le mensonge.

Et cependant...

Le mensonge arabe est exaspérant. Il est absurde et victorieux. Il triomphe aisément du sens critique et de l'habitude de raisonner scientifiquement. Vos serviteurs indigènes ne sont jamais pris au dépourvu. A vos questions, ils font une réponse *qui peut être vraie ;* ainsi leur mensonge repose-t-il sur une possibilité, possibilité invraisemblable, mais qui n'en est pas moins une possibilité ; généralement, elle est telle qu'elle rend le contrôle impossible. Si vous êtes juste, vous êtes désarmé. Le maître violent châtie tout de suite ; il ne s'inquiète pas de ce qu'il se trompe peut-être ; il estime que la punition qui tombe à faux réprime aussi les fautes dont il ne s'est pas aperçu et établit une moyenne. Cette conception est mauvaise. Avec l'Arabe, il est nécessaire de toujours toucher juste. Il faut de la fermeté et davantage encore de finesse pour le confondre.

Le mensonge enfante le mensonge; l'indigène ment avec ferveur pour soutenir un premier mensonge et parfois aussi pour confirmer une vérité; en ce cas, il pense que la fin justifie les moyens, il ne réfléchit pas que ce sont parfois ces moyens qui gâtent tout.

Souvent le mensonge est outrageusement inintelligent ou enfantin. Vous défendez à votre domestique de fumer dans votre salle à manger et vous l'y surprenez la cigarette à la bouche :

« Tu fumais...

— Non !

— Je t'ai vu.

— C'est impossible.

— Tu avais une cigarette à la bouche, tu la caches dans ta main; la voilà.

— Alors, c'est Dieu qui l'a mise dans ma main ! »

En pareil cas, beaucoup d'Européens ne résistent pas au désir naturel de bousculer plus ou moins le délinquant.

L'indigène nie toujours; pris en flagrant délit, il nie ; il nie encore sous les coups ; près d'expirer, la douleur est parfois impuissante à le faire avouer. La raison de cette obstination est en partie la haute idée qu'il se fait de sa dignité ; son orgueil lui interdit l'aveu, parce que l'aveu de son mensonge est à ses yeux infiniment humiliant. La crainte de « perdre la face » est en lui toute-puissante. Le mensonge est d'autant plus méprisé qu'il est plus généralement usité. Reconnaître la faute est chose plus honteuse que d'avoir commis la faute même. De là l'obstination singulière de l'indigène à nier (1), même quand son intérêt serait d'avouer, obstination qu'il ne manifeste point en d'autres occasions.

A ses propres yeux, l'Arabe légitime parfois le mensonge par des subtilités qui lui réservent, le cas échéant, des moyens de battre en retraite. Vous rentrez tard chez vous et vous dites à votre domestique :

« As-tu pansé mon cheval ?

— Oui ! »

Ce « oui » est un mensonge ; mais l'astucieux serviteur sous-entend : *hier ou les jours précé-*

____

(1) Il faut signaler qu'en France le paysan n'avoue pas facilement. Reconnaissons aussi que beaucoup de serviteurs européens mentent autant ou plus que les serviteurs indigènes.

dents. On ne doit pas craindre de préciser les questions.

Si l'Arabe avoue, ce sera sans témoins ; si vous le frappez, il vous demandera en grâce que personne n'assiste à la correction. La menace d'une réprimande en public est toute-puissante sur les indigènes jeunes, non vicieux et auxquels la fréquentation d'Européens ou de musulmans dévoyés n'a pas enlevé les caractères originaux.

Dresser un jeune indigène à ne pas mentir ou simplement à ne pas mentir à la façon arabe est un jeu de patience qui eût tenté Socrate.

L'indigène nie obstinément ce qu'on lui reproche ; inculpé, il nie en bloc toutes les circonstances, grandes ou petites, du fait dont il est incriminé ; il nie même ce qui paraît devoir lui être favorable ; il nie l'évidence ; c'est un système qui lui permet d'éviter les contradictions et dont les résultats lui sont parfois plus avantageux qu'on ne pourrait le croire. En règle générale, il n'a pas de mentir la même répulsion intime que les Européens de nature loyale. Chez nous, c'est le mensonge qui cherche à triompher de la franchise ; chez les Orientaux, c'est à de la finesse que s'opposent plus de finesse encore et de dissimulation (1).

(1) En 1898, dans une communication faite également à la Société d'anthropologie de Paris, je disais : « J'ai parlé ail-

Comme en tous pays, c'est pour sauvegarder ses intérêts que l'Arabe ment le plus volontiers. Le mensonge, dans ce cas, lui paraît assez légitime.

Un indigène me disait : « N'est-il pas permis de mentir *pour se sauver ?* »

Cette propension au mensonge n'indique pas un fond vicieux ou simplement mauvais. Il y a dans le mensonge arabe une part due aux habitudes et aux conventions sociales. Chez nous, il est aussi des mensonges admis et en quelque sorte nécessaires. Souvent l'indigène

leurs du cerveau arabe et ai prédit que Tunis serait une ville de science arabe. Mes observations ont beaucoup étonné. Cependant l'Arabe est aussi intelligent que le Français ; la race arabe n'est point une race déchue ; c'est une race arrêtée dans son développement intellectuel par une poussée formidable et victorieuse de foi religieuse. Le cerveau n'a point acquis héréditairement ce que nous devons à la gymnastique intellectuelle de nos pères pendant des siècles : l'affinement que nous reconnaissons au nôtre. De là, chez l'Arabe, des naïvetés, des enfantillages et aussi des finasseries qui nous font penser aux vieux temps de France, aux ruses de Maître Renard ou aux fourberies de Patelin. Même foi ardente, même naïveté, même respect de qui incarne la puissance, même résignation à l'injustice, même docilité sous les coups. Les Arabes européanisés sont souvent des déclassés ou des plantes artificielles. Mais qu'on arrive à secouer de sa torpeur ce cerveau engourdi, qu'on soulève un peu le voile épais dont le couvre le Coran et rien ne s'oppose à l'apparition d'hommes de science. » [V. *Bulletin de la Société d'anthropologie de Paris :* « Lettre à M. Zaborowski sur l'état et sur l'avenir des populations de l'Algérie et de la Tunisie. » (Compte rendu de la séance du 21 juillet 1898, tome IX, IV° série.) V. également *Souvenirs de Tunisie et d'Algérie, op. cit.*]

ment pour être agréable à son maître. Il ne vous dira pas la vérité, mais ce qu'il pensera devoir vous faire plaisir. Il s'étudie à donner non la réponse exacte, mais la réponse qu'il soupçonne désirée par vous. Appréciateur subtil du caractère, il réussira souvent. Ainsi, parfois, son insouci de la vérité ne résulte que du désir de vous plaire. C'est une forme de son dévouement, qui est grand si vous avez su l'acquérir.

Des Européens accusent en bloc les Arabes de traîtrise. Si on compulse les annales des pays algériens, on constate au contraire que les faits en sont rares.

L'indigène, comme l'Européen, est capable de faillir; il est capable de quitter le maître brutal ou trop exigeant, ou exigeant trop de reconnaissance; en réalité, les indigènes font, en général, de bons et loyaux serviteurs; ils ne sont point parfaits; ils sont souvent paresseux; nous avons dit qu'ils sont menteurs. Ce pays baigne dans le mensonge; de gré ou de force, il faut vivre avec lui; des Arabes mentent comme nos Tartarins, par imagination, dans un vague désir du plus grand, du plus beau; leur imagination est vive, elle pare de couleurs éclatantes bêtes et gens; elle donne aux choses des dimensions excessives et les déforme parfois.

Le mensonge est humain. Un colon disait tranquillement : « Personne ne s'en passe. Celui qui pourrait ne jamais mentir serait un homme supérieur ou... un imbécile. »

Ainsi donc, vivant au milieu de nos Berbères et les affectionnant, j'avais subi, en m'efforçant de discerner les modes principaux de leur mensonge, l'ascendant de l'opinion qui les veut extrêmement menteurs, plus menteurs, en tout cas, que ne le sont les Européens. Sans doute avais-je noté que nos relations avec les indigènes sont celles d'envahisseurs à envahis (1), ce qui implique nécessairement dans les manières de ceux-ci l'emploi d'incessantes réticences. Mais je n'en considérais pas moins que le parallèle eût été injurieux pour nous, qui eût placé en condition d'équivalence la franchise de l'autochtone et celle du Français immigré. Le premier qui opposa à ma conviction une objection formelle fut un homme qui, pour les avoir minutieusement observés, connaissait bien les Kabyles : ce fut le professeur Manouvrier. Toutefois je ne me laissai pas persuader et même ne manquai pas, *in petto*, de mettre sur le compte d'un excès de bienveillance, indigne

(1) V. *Revue scientifique*, n° du 17 avril 1897, et *Souvenirs de Tunisie et d'Algérie*, nouvelle édition, p. 210.

d'un homme de science, ce qui me semblait un accroc formel à la science anthropologique.

De retour en France, j'eus l'occasion de remarquer que des penchants, que l'on s'habitue vite en Algérie à considérer comme proprement algériens, se traduisaient dans la métropole par des faits que l'on eût dit copiés traits pour traits sur ceux qui, dans la colonie, étaient apparus à mon imagination mal prémunie parce que trop jeune encore, insuffisamment tassé aux chocs de l'expérience de vivre, comme caractéristiques de l'exotisme africain.

On avait devant moi déclaré criminelle la conduite d'un colonel musulman qui, ne pouvant se résoudre, lorsque fut venue l'heure de la retraite, à endosser l'habit noir pour la première fois de sa vie, avait repris le burnous et fréquenté le café maure (1). Je voyais en France des gens illustres retourner avec allégresse aux habitudes et aux croyances de leur enfance, des Bretons regretter véhémentement leur costume pittoresque, des Paimpolaises et des Arlésiennes violemment conseillées de ne pas abandonner le leur. On avait devant moi blâmé les anciens tirailleurs de

(1) V. **Espé de Metz**, *Par les Colons*, Paris, E. Larose (*Le burnous de feu M. le colonel Ben Daoud*).

revenir, dès leur libération du service militaire, aux mœurs de leurs gourbis; je voyais nos soldats de France reprendre celles du village et parfois se remettre au patois au point d'en oublier le français.

On m'assurait que les divorces étaient d'une fréquence exagérée en pays musulman, que l'islamisme était une religion intolérante, que les serviteurs indigènes trompaient leurs maîtres, que les témoins indigènes faisaient de faux témoignages en justice. Je constatai que...

En Afrique, j'avais cru solidement à la supériorité du mensonge arabe sur tous les autres mensonges. Mais voilà qu'ayant dû vivre plusieurs années dans l'un des départements frontières de la France, je retirai d'un contact incessant avec la population étrangère qui avoisinait ce département une nouvelle conviction solide : c'est que le mensonge de cette population étrangère — qu'il est superflu de désigner explicitement — l'emportait en étendue, en fertilité et en souplesse sur le mensonge arabe lui-même.

Et maintenant que j'habite le cœur même de la France — et que, sans avoir réussi à m'imposer de pratiquer le mensonge, j'ai pris à l'observer un goût déplorable — une nouvelle, solide et, je l'espère, définitive conviction me contraint de considérer à l'égal d'une certitude que le mensonge arabe aussi bien que celui de la population étrangère que je n'ai pas voulu nommer ne l'emportent pas sur celui qui, pour la pénible et incessante détérioration de mes illusions et d'une certaine vanité patriotique, ne cesse de s'offrir désormais à ma curiosité.

Sur quoi je rends hommage à Manouvrier et confesse qu'il ne suffit pas d'être médecin pour n'errer point. Tout de même, dans le cas particulier, ce ne fut qu'un médecin quelconque qui fut pris en défaut, et s'il reçut une leçon, elle lui vint d'un anthropologiste éminent entre les anthropologistes.

Homo homini mendax. Je ne voudrais pas faire l'éloge du mensonge. Cependant, je suis obligé de reconnaître que le mensonge est la défense nécessaire que la nature accorde aux êtres vivants pour leur permettre de satisfaire à l'appel des instincts dont elle les a pourvus. Le mensonge n'est que l'expression d'une façon d'être. Je veux dire par là que le mot mensonge traduit ce fait que, rebutée par un obstacle, la manifestation instinctive s'assouplit pour obtenir, au prix d'un détour, la satisfaction nécessaire ou désirée, pour parvenir *quand même* à ses fins. On ne ment pas que par la bouche. L'attitude, le geste, l'expression du regard servent à tromper autant que font les mots. Je sais des chiens qui, pour induire en erreur, violentent jusqu'au langage qui, dans la gent canine, traduit le plus franchement les sentiments et les pensées : le mouvement de la queue. La bête traquée a ses feintes, l'animal domestique ses roueries, et le *mimétisme* n'est qu'un mensonge naturel où ne semble pas entrer sensiblement de volition consciente.

Parmi les hommes, il existe un mensonge d'espèce, un mensonge de race et de variété de race, un mensonge d'habitat et un mensonge professionnel. Il existe aussi des mensonges de sexe et des mensonges d'âge. Lorsqu'ils mentent, des hommes semblables, soumis à d'identiques conditions et sollicités par de mêmes intérêts, mentent de façon semblable.

Une erreur de l'Européen des colonies est de juger en bloc des indigènes que séparent des modes d'existence différents. On ne doit pas confondre le débardeur avec le fellah, le boutiquier avec le nomade, le guerrier avec le théologien, le théologien avec le caïd, moins encore le débardeur avec le caïd.

D'identiques supercheries tentent tirailleurs

et soldats métropolitains et rien ne ressemble davantage aux finasseries des autochtones berbères, voués à la culture du sol, que celles de nos paysans de France.

Mais ce qui donne au mensonge les aspects les plus dissemblables, ce sont les écarts entre les doses d'activité de la vie sociale et aussi entre les degrés de l'adaptation scientifique dont cette vie sociale est imprégnée. La qualité et surtout la nature du mensonge sont, dans un peuple, en relations avec le stade d'évolution auquel ce peuple est parvenu et avec la valeur de cette évolution, envisagée au point de vue de la rapidité et de la commodité des échanges tant matériels qu'intellectuels.

Nous montrons de la sincérité dans les événements habituels de la vie parce que le mensonge, le faux-fuyant ou encore la politesse à la façon des ruraux seraient une perte de temps préjudiciable à nos intérêts de gens trop pressés pour s'attarder à d'insignifiants bénéfices. *Time is money ;* ralentir dans la course vers le but fructueux, pour le maigre résultat de récolter des aubaines minimes, le jeu n'en vaudrait pas la chandelle ; que dis-je ? il nous serait préjudiciable. Nous allons droit et vite parce que notre avantage est que nous allions ainsi. L'emploi coutumier de la véracité est le fait des civilisés, des évolués. Par contre, ceux pour qui le temps ne compte pas, nos paysans de France tout aussi bien que les autochtones de nos colonies, trouvent bénéfices et agréments à ne livrer que lentement et à bon escient le secret de leurs dispositions véritables, habituellement contenues, au surplus, par la méfiance naturelle à ceux dont les ascendants furent, pendant des siècles, dominés et réduits.

Il ne faut pas s'étonner que l'aptitude *à la façon de mentir des inévolués* persiste fréquemment en ceux qu'une subite accession intellectuelle rend nos égaux par le savoir. Nous constatons quelquefois ce phénomène en discernant, chez des indigènes, la coexistence d'un esprit élégamment et savamment meublé à l'européenne et d'une âme toujours sollicitée par l'excès de la diplomatie, incessamment encline aux us retors ou mélangeant sans pondération la soumission et la révolte, la mendicité et l'orgueil, l'anathème et la flagornerie.

L'œuvre des temps ne s'efface pas en une génération. Mais c'est pécher par orgueil que de nous croire supérieurs parce que de commerce moins pénétré de dissimulation, c'est-à-dire plus pratiques.

J'entends bien que nous sommes nombreux qui détestons le mensonge et que la culture de l'esprit conduit, en général, à affectionner la vérité ainsi qu'une sorte de propreté morale aussi agréable, aussi saine et d'effets aussi bienfaisants que la propreté corporelle. Je ne puis cependant me résoudre à croire à un affaiblissement appréciable de la duplicité parmi nous. Il suffit d'entendre des hommes parler d'autres hommes pour apprécier à son prix la sincérité aussi bien de ceux qui accusent que de ceux qui sont accusés. Et si l'on entend des femmes juger d'autres femmes...

Je crains, tout au contraire, que nous ne possédions, sur les primitifs, la supériorité du mensonge lui-même. Nous mentons autrement, mais j'ai bien peur que nous ne mentions mieux (1), tout au moins que nous ne soyons davantage assouplis à une conception fructueuse : c'est que, quand on ment, il ne faut jamais mentir à moitié.

La cohésion, en se développant entre les

(1) Ce qui n'empêche nullement le mensonge du primitif de triompher souvent de celui du civilisé. C'est l'histoire de M. Jourdain s'étonnant de l'efficacité des coups de fleuret qu'il portait à la servante, ignorante des règles de l'escrime. Civilisé et primitif, luttant à l'aide d'armes, de mensonges, différents, le jeu de chacun d'eux est incompréhensible pour l'autre. Battu, le civilisé se dépite et, plutôt que d'apprendre la méthode du partenaire, il le déclare incapable d'aucune loyauté. Le civilisé a tort. Il est le plus instruit ; c'est lui qui doit le mieux observer et comprendre. En renonçant à acquérir la connaissance des moyens de l'adversaire, il se place bénévolement en état d'infériorité.

hommes, déplace le mensonge, mais elle en exalte le pouvoir. Cet admirable honnête homme se laisserait couper les oreilles plutôt que d'obtenir quelque bénéfice personnel au prix d'un mensonge. Mais qu'il s'agisse d'avantager les siens, voilà sa vertu mal en point. Et quand il faut défendre l'intérêt d'une corporation, d'un groupe, d'une congrégation, le mensonge cesse d'être flétri du nom de mensonge pour être exalté sous les noms d'esprit de corps, de camaraderie, de dévouement à la cause commune, etc. Quant au groupe le plus compact et le plus nombreux, c'est-à-dire la nation, nul n'ignore que l'une de ses armes les plus précieuses, la diplomatie, est au suprême degré l'art d'exprimer mensonge et vérité de façon telle que l'adversaire ne puisse distinguer ce qui est vérité et ce qui est mensonge.

Ainsi l'observation du mensonge conduit à juger avec moins de rigueur les formes du mensonge qui ne sont pas nôtres. Je me laisse persuader que nous valons mieux que les autres, mais je me refuse à admettre que ce soit parce que notre sincérité ne se manifeste ni de la même façon ni pour les mêmes sujets que celle des autres. Ici encore, la biologie nous peut conduire, par la justice, vers des aboutissements profitables. Ici encore, le médecin trouve dans l'exercice ou dans l'acquis professionnel des points d'appui qui le garent de l'erreur. S'il lui advient de se tromper — je viens de signaler un exemple d'erreur — les observations qu'il a faites et les comparaisons qui se sont imposées à son esprit ne laissent pas toutefois de le disposer sinon à la conception d'une théorié d'exactitude parfaite — et quelle théorie n'est sujette à caution ? — du moins à une pratique qui ne confond pas brutalement ce qui mérite la sévérité avec ce qui est légitime et mérite l'indulgence.

C'est à cette faculté d'apprécier avec sagesse et avec justice, autant qu'aux soulagements dont les indigènes sont redevables à sa science et à son dévouement, que le médecin doit l'influence incontestée qu'il exerce sur les autochtones, l'affection et la confiance que ne cessent pas de lui accorder les populations les plus fermées et les plus irréductibles. Et certain vieux Kabyle traduisait expressivement les sentiments de ses congénères, qui me disait un jour : « *Vois-tu, Sidi, thebib seul bon pour l'Arabe ; les autres toujours manger, toujours fâcher, toujours punir, jamais contents, toujours matraque.* »

LA MÉDECINE ET LES PRÉVENTIONS

Mis en contact avec l'étranger, chacun de nous réagit et agit selon les dispositions de sa nature propre.

Ce que le fond commun à tous les hommes fait, en pareil cas, affleurer, c'est, généralement, le sentiment d'*hostilité* qui dérive lui-même, par voie héréditaire ou atavique, de la *peur* naturelle à l'être en face de l'inconnu ou de l'inhabituel. Les attentats, que nulle lignée humaine n'évite, ou n'évita dans le décours des temps, affermissent le penchant à des inquiétudes qui cristallisent en forme de prudence et aussi de préventions et de préjugés ce que les expériences, ou récentes ou lointaines, ont provoqué d'inclination à l'émoi.

Mais la *culture scientifique* aussi bien qu'une *certaine sorte de bravoure* innée restreignent, jusqu'à les rendre nulles, les appréhensions injustifiées que le pouvoir souverain de l'intérêt ne laisse pas, au surplus, de mettre efficacement en déroute aussitôt qu'il entre en conflit avec elles.

Ainsi, pour universelle et tyrannique qu'elle soit, la xénophobie se heurte-t-elle aux obstacles capitaux que lui créent une forme naturelle du courage, ou bien encore une solide culture intellectuelle et scientifique, enfin et surtout, le cas échéant, l'avantage qui peut apparaître à n'être pas xénophobe.

Je ne m'appesantirai pas sur le courage inné. Il peut avoir pour cause une tendance congénitale à l'appréciation critique ou la texture même de la cellule nerveuse. En fait, nous constatons que certaines gens, médiocrement instruites et d'éducation rudimentaire, éprouvent autant de curiosité et de goût pour l'exotisme et les exotiques que, dans la règle, nos paysans ainsi que les inévolués en montrent peu. Il n'est pas impossible qu'ici encore l'hérédité ne joue parfois son bout de rôle. Notons toutefois que, s'il est permis d'invoquer l'influence de voyageurs ou de migrateurs ancestraux, il est également loisible d'attribuer à des ascendants doués de qualités qui incitent à commercer, je veux dire à pratiquer l'échange, l'éclosion spontanée du désir de fréquenter l'étranger.

Et ceci — comme de juste — nous ramènerait, en fins d'analyse, à cette constatation que, normalement, l'animal humain répond aux appels de ses instincts primordiaux. Xénophile, xénophobe ou xénoneutre, l'homme obéit à son intérêt ou à ce qu'il croit être son intérêt, et demeure indifférent lorsqu'il ne lui semble pas que son intérêt soit en jeu. La peur n'est qu'une manifestation de *l'instinct de conservation ;* la curiosité, le sens critique ont souvent pour condition, ou pour stimulant, la sollicitation de *l'instinct de nutrition ;* celui-ci dérive de celui-là ou plutôt n'en est qu'une forme ; mais, tandis que la fuite ou la réaction immédiate sont le mode brutal d'une activité à l'état de réflexe, la recherche de l'aliment ou du mieux-être s'imprègne d'intelligence réfléchie et peut voisiner avec des subtilités et des affinements de natures diverses ou se les incorporer.

Laissons là cette gymnastique philosophique et revenons aux colonies.

Entourés d'indigènes, la plupart des Européens accordent une importance essentielle à tout ce en quoi les indigènes diffèrent d'eux. Par contre, un certain nombre d'esprits, la plupart assouplis à l'étude des phénomènes biologiques, croient à l'identité foncière de la nature humaine et n'accordent aux différences de mœurs, d'habitudes et de foi, qu'une importance secondaire.

De ces tendances contradictoires sont nées deux écoles : l'une qui, faisant à l'instinct et au sentiment une place prépondérante, enseigne l'irréductibilité ou la quasi-irréductibilité de l'autochtone, le déclare inadaptable ou presque inadaptable à l'empreinte étrangère.

L'autre qui, au nom de la science et de l'enseignement historique, admet les grandes difficultés du rapprochement entre vainqueurs et vaincus appartenant à des civilisations différentes, mais déclare *possible, bienfaisante* et *nécessaire*, sinon la disparition intégrale des animosités instinctives entre les uns et les autres, du moins une atténuation suffisante du sentiment d'inimitié pour rendre possible le maintien des vainqueurs autrement que par la force.

Ainsi qu'il advient pour tout sujet chaudement controversé, le débat atteint fréquemment une tonalité dont la violence trouve quelquefois une de ses principales explications dans l'irritabilité d'interlocuteurs dépaysés et soumis à l'action déprimante des climats brûlants.

Puis, rien ne provoque davantage la passion que la passion. L'opposition instinctive, donc passionnelle, que font les uns à l'expression de convictions *pro Barbaris*, provoque la riposte indignée et d'une chaleur souvent déraisonnable de ceux qui se refusent à tenir pour bien fondée la moindre prévention *contra Victos*.

La dispute s'aigrit encore de ce chef que des

artistes, gagnés aux voluptés esthétiques que dégagent les terres chaudes, plus proches que les nôtres de la source stellaire, et poussant, en quelque sorte, au summum le pouvoir de création matérielle de la planète, — des passants, que le nouveau et l'étrange enthousiasment parce que nouveau et étrange, — des naïfs, que pipent les boniments intéressés d'autochtones astucieux, bref, quantité d'étourdis, voire de sentimentaux, insuffisamment renseignés, condamnent en bloc leurs compatriotes des colonies, et, plus soucieux des destinées indigènes que les indigènes eux-mêmes, opposent à des faits d'expérience ou à des arguments pleinement valables des thèses qui, exagérément favorables aux intérêts du vaincu, invitent à la stricte méconnaissance des intérêts du vainqueur.

D'autres conditions ajoutent encore à la confusion générale. Je ne reviens que brièvement sur cette circonstance que, dans les colonies, les Européens étant par principe et en fait des vainqueurs et des maîtres, l'autorité que détient chacun d'eux — cette autorité fût-elle des plus minimes et ne résidât-elle que dans le fait d'être Européen — cette autorité, grosse ou infinitésimale, évolue vers l'exagération.

On résumerait clairement le phénomène en

disant que *toute autorité tend spontanément vers l'abus*. Le nombre et l'importance des organes de contrôle que les gouvernements ou... les peuples ne se lassent pas d'imposer aux autorités — si bas ou si haut fussent-elles placées — sont l'irréfutable preuve de la réalité de la *loi de spontanéité de l'abus*.

Je ne m'étends point sur le sujet, puisque je l'ai déjà signalé, et me contente de consigner ou de rappeler que *nulle part plus qu'aux colonies le contrôle n'est nécessaire*, et aussi que celui-là qui commet un abus ne le tient généralement pas pour tel. Souvent même il le croit nécessaire. Il édifie pour soi-même et éventuellement pour les autres une thèse de justification. L'acte d'abus devient fait de doctrine. Et si ceux qui abusent sont nombreux, la doctrine devient doctrine d'intérêt général. Doctrine funeste, parce qu'en cessant de le vouloir *fait répréhensible* et *fait d'exception* on accorde à *l'abus* une tolérance qui ne manque pas de provoquer chez ceux qui en sont victimes une accumulation de rancunes ; doctrine funeste, parce que, fût-elle désavouée et honnie dans la métropole, elle s'ingénie à obtenir localement des réalisations dont les effets pernicieux retentissent à distance sur les-directives coloniales, alourdissant la machine entière de poids morts et viciant en partie son fonctionnement par la production de frottements dangereux.

Mais, de tous les facteurs qui obscurcissent le problème de la coexistence pacifique des Européens et des indigènes dans les colonies, il ne s'en trouve pas de plus important que la méconnaissance invétérée qu'ont les uns des autres Européens et indigènes.

Nous avons signalé l'influence délétère qu'exercent passants, touristes, artistes et oisifs qui prétendent, en quelques jours d'études, se rendre maîtres de la question et se déclarent tout aussitôt, et généralement avec le plus grand acharnement, partisans de la thèse *pour* ou partisans de la thèse *contre*.

Si l'attitude de ces zélateurs est aussi ridicule qu'elle est dangereuse, si certains romans consacrés au *conflit des races* sont le chef-d'œuvre de la niaiserie, tout au moins ces braves gens trouvent-ils une excuse dans la conduite de nombre de ceux qui, habitant une colonie et qui parfois, y étant nés et ne l'ayant pas quittée, ne connaissent cependant que médiocrement l'indigène.

Dans la plupart de nos possessions, la société française, docile aux exigences du conservatisme, s'est juxtaposée au monde indigène sans le pénétrer. La curiosité elle-même n'a pas réussi, en général, à soumettre les masses aborigènes à des investigations dépassant les apparences les plus accessibles.

L'inconsciente tendance de l'Européen à rester *tel qu'il est* se trouve consolidée chez lui par ce fait que, se sentant le maître, il estime n'avoir nul besoin de voir au delà de ce qui entre naturellement, et sans qu'il fasse effort, dans son champ visuel. Sans doute en sera-t-il ainsi jusqu'au jour où les indigènes, ayant pris de la cohésion, constitueront une menace qui déterminera à composer avec eux et, pour composer avantageusement, à les observer.

Un pareil jour réserverait d'évidents périls et le meilleur des moyens pour en détourner l'échéance serait précisément que fussent suffisamment généralisées les fréquentations avec l'autochtone, non seulement pour que besoins et griefs de ceux-ci fussent connus avec précision, mais encore pour qu'un emploi judicieux du *divide ut regnes* pût être pratiqué.

Il n'est pas sans intérêt de constater que, tandis que la plupart des Européens se dérobent à l'examen minutieux et impartial dont les indigènes doivent être l'objet, ou bien consentent tout au plus à s'enquérir des qualités et des défauts d'une certaine caste à l'exclusion des autres, que la société européenne dans son ensemble continue de vivre d'idées toutes faites, transmises intactes des prédécesseurs aux successeurs, de préjugés et de partis pris ; ce sont ceux qui, soit par goût, soit par nécessité professionnelle, sont en contact quotidien et intime avec l'autochtone, ce sont ceux-là qui, mieux documentés, savent faire le départ entre les défauts et aptitudes professionnels et les défauts et aptitudes raciaux, inclinent volontiers à la croyance à l'identité de la nature humaine et admettent la possibilité d'acquisitions dans le domaine moral.

Ici nous sommes sans doute en droit de reconnaître ou, si l'on veut, de nous remémorer que la science est le fondement de la politique. Le génie politique, c'est-à-dire l'aptitude à diriger poussée à un point très supérieur à la normale, n'est qu'une aptitude affinée à une pratique scientifique. Et la mauvaise politique vient de l'emploi, involontaire ou bien intentionné, d'une science insuffisante dans l'ordre biologique et psychologique. Ce à quoi nous ajouterons qu'il ne paraît pas possible de ne pas admettre que, si les génies doivent être utilisés au mieux des besoins collectifs, il est vain d'escompter, pour l'éclosion — ou pour l'évolution — heureuse d'une politique, les intui-

tions dues à l'apparition, toujours incertaine,
d'un génie surgissant en bonne place. Aussi
bien les mots *génie* et *intuition* comportent-ils
une signification nimbée d'un mystère auquel
l'homme de science se refuse d'accéder ou,
pour parler plus exactement, dont il dénie
l'existence.

La conception du type *homme de génie*,
presque autant que celle du type *criminel-né*,
n'est que le jeu d'une école subtile qui, née
dans le décor méridional le plus exquis et pé-
nétrée à son insu d'un anthropomorphisme qui
lui vient, sans doute, de la clarté du cadre et
du goût qu'il inspire pour la synthèse et pour
la poésie, ne fut peut-être pas sans mérite pour
avoir récréé les gens de science d'amusettes
que cette école subtile a désormais, je veux le
croire, le mérite beaucoup plus grand de relé-
guer au rang d'enfantillage historique. Il n'est
pas davantage besoin de recourir aux énigmes
que de créer des fétiches pour expliquer des
résultantes de phénomènes dont la genèse recèle des élaborations qui, pleines d'obscurités
impénétrables encore, n'en sont pas moins naturelles. Chaque individu a sa texture cérébrale et la texture de tel cerveau peut valoir un
ensemble harmonieux de qualités médiocres,
alors que chez d'autres individus des exubé-

rances voisinent avec des déficits et compensent ces déficits — ou ne les compensent pas.

Un criminel-né, un *délinquant-né* peut vivre
en liberté et atteindre la plus extrême vieillesse
sans avoir commis de crime ou de délit. Et
voici pour la thèse du criminel-né.

Un sot peut être génial par quelque côté et
les génies ne manquent pas à s'affirmer pour
des sots dans force directions. Et voilà pour la
conception puérile qui veut le génie chargé de
surnaturel.

Le *the right man in the right place* reste, à la
nargue de nos volontés impératives de cloisonnement social, le principe essentiel de la
politique fructueuse, c'est-à-dire bienfaisante à
la collectivité.

Mais, encore une fois, le génie, *id est* l'aptitude exceptionnelle, est, par définition... exceptionnelle, et si, dans un organisme d'État, les
intelligences doivent être réparties pour le
mieux du rendement total de cet organisme, il
importe au suprême degré que — sans fermer
la porte au génie par un cloisonnement désastreux — ce soient les sortes d'intelligences que
leur acquis rend particulièrement aptes à l'accomplissement du travail à effectuer, qui soient
généralement désignées pour l'accomplissement de ce travail.

Si pareille assertion est légitime et saine, je demande dans quelle catégorie de citoyens il est possible de trouver, pour réaliser le dessein de s'attacher et de régir les indigènes des colonies, des garanties égales à celles qu'offre la catégorie médicale.

Le médecin, envisagé comme champion du pangallicisme, dispose des avantages suivants : Nul, autant que lui, ne pénètre dans l'intimité de l'autochtone et de sa famille. Nul, plus que lui, n'est bienfaisant à l'autochtone et à sa famille. Nul, moins que lui, n'a le savoir obéré par des préventions qui portent à confondre aspects et sentiments.

Alors que les autres voient surtout ce qui sépare les hommes, le médecin doit, à sa connaissance de la physiologie et à sa pratique de l'humanité, un sens délicat qui lui permet de discerner ce que la psychologie commune à tous les êtres humains permet de rapprochement entre les plus dissemblables de leurs variétés. Là où la plupart se créent des antinomies et s'épouvantent de fantômes, il distingue, lui, l'immensité du fond commun d'où germent les mêmes instincts impérieux, les mêmes sentiments *profonds*, les mêmes joies pour d'identiques satisfactions, d'identiques douleurs devant la cruauté de l'irréparable séparation. Les autres s'arrêtent aux formes, le médecin n'ignore pas que les apparences insolites n'ont pas de profondeur et que la part importante, la part fondamentale, c'est une matière commune, soumise à une même loi. Tandis que trop d'inconnu et trop d'imprécision ne font que trop souvent dévier des esprits par ailleurs remarquables, le médecin doit à ses connaissances professionnelles d'être gardé de l'erreur, car lui seul, selon l'expression de Diderot, « a vu les phénomènes, la machine tranquelle ou furieuse, faible ou vigoureuse, saine ou brisée, délirante ou réglée, imbécile, éclairée, stupide, bruyante, léthargique, vivante ou morte ».

IV

LE RÔLE MONDIAL DU MÉDECIN MILITAIRE

L'emploi de semblable titre : *le Rôle mondial des médecins d'armée*, ne doit pas manquer de soulever deux objections contradictoires.

On pensera que le rôle, d'ailleurs très important, qu'assument les médecins d'armée dans la société, ne légitime pas — en dépit des mérites qu'on leur reconnaît — une épithète aussi ambitieuse que celle de mondial.

Par contre, peut-être m'opposera-t-on qu'il n'est pas de fonction qui ne soit mondiale et que la fourmi qui creuse son sillon obscur aussi bien que le grand capitaine qui bouleverse les nations ne sont que des émanations plus ou moins conscientes de la Force aux aspects variables par quoi se trouve constitué l'Univers ; et dès lors qu'il n'est rien qui ne soit mondial, le qualificatif à l'apparence orgueilleuse n'est, en réalité, que banal ; son emploi ne constitue qu'un trompe-l'œil ; il est injustifié et ne se défend pas.

Donc le point de vue doit être précisé et, pour étayer l'argumentation, force est de rechercher :

— *En quoi peut être mondiale la fonction du médecin d'armée ;*

— *Ce que c'est exactement qu'un médecin d'armée.*

A quel rôle mondial peut être dévolu le médecin d'armée ?

Nous avons exposé brièvement, dans les chapitres précédents, les conditions qui mettent aux prises la France, agent par excellence d'évolution et de dissémination intellectuelle, avec des sociétés indigènes dont le conservatisme s'affirme jusque dans les aspirations, nées de son contact, qu'elles éprouvent vers des évolutions libérales.

Jusqu'à ce jour l'instinct de nationalité paraît irréductible aux entreprises de la Force. Ni l'Irlande, ni la Pologne, coupée en tronçons et tyrannisée, ne sont mortes, malgré la faiblesse numérique qui semblait les faire moins redoutables pour leurs vainqueurs que ne peuvent

l'être pour nous nos grandes possessions coloniales. Bien plus, en dépit des obstacles, leur
libération paraît de plus en plus probable. En
tout cas elles sont plus vivantes que jamais.

Cette même persévérance, cette fidélité, qui
exalte la vitalité d'un peuple au choc de la volonté étrangère, ne sont pas particulières aux
groupes ethniques de l'Europe. Encore une fois,
les instincts fondamentaux de l'homme ne relè-
vent pas des degrés de longitude et de latitude.

Si l'on observe, maintenant, que la France possède, dans ses possessions, environ soixante
millions d'indigènes, on doit conclure que la
politique qui placerait dans l'orbe français ces
masses humaines, ralliant ainsi à l'exécution
du dessein français *cent millions* d'individus,
on peut admettre, dis-je, qu'une pareille action
serait, au premier chef, mondiale.

Mondiale, parce que la force militaire qu'assurerait à notre pays la captation d'un aussi
grand nombre d'énergies modifierait à notre
profit les conditions de l'équilibre interna-
tional.

Mondiale, parce que la pénétration dans
d'abondantes humanités exotiques de l'idéal
français, l'utilisation par elles et la dissémination des conceptions françaises, constitueraient,
dans l'ordre intellectuel, une conquête aux con-

séquences incalculables, la condition d'une accélération considérable dans l'extension du progrès sur toute la surface de la terre.

L'entreprise est-elle utopique ? Ici encore je renvoie aux chapitres précédents. Si l'instinct nationaliste et xénophobe est irréductible aux entreprises de la Force, par contre il semble bien qu'un *modus vivendi* peut intervenir entre deux nations, l'une conquérante, l'autre subjuguée, dans lequel l'une et l'autre trouvent intérêt et agrément. Pour que ce résultat soit atteint, il est nécessaire non pas que la Force abdique, mais qu'elle compose ou du moins cesse d'exercer une action effective chaque fois que cette action n'est pas nécessaire. La solidité des tractations entre vainqueurs et vaincus ne peut avoir pour fondement que la satisfaction des intérêts respectifs. Dès lors que la tractation est rompue, la Force reprend ses droits. Mais, aussitôt que la Force redevient l'argument du maître, une part essentielle de l'activité de ceux qui lui sont soumis est utilisée à forger les armes qui permettent de profiter de ses échecs ou de ses éclipses.

Rechercher les conditions de la tractation fructueuse constitue le but premier d'une politique coloniale prudente. Mettre en application les mesures susceptibles de préparer, puis de faire jouer le système capable d'obvier à l'effacement momentané ou définitif de la Force est le devoir qu'impose le patriotisme bien entendu.

Mais, dans la pratique, les choses ne se présentent pas avec la clarté que prennent, sur le papier, les arguments ou déductions synthétiques. En face de soi la nation victorieuse, alors même qu'elle aperçoit des gouvernements autochtones, plus ou moins débiles, plus ou moins vigoureux, ne rencontre pas l'organisme cohérent avec lequel une tractation pourrait être profitable. La cohésion se fait entre les vaincus, mais elle se fait à cause de la présence et des exigences du vainqueur, c'est-à-dire en dehors de lui et autant que possible à son insu. Le mot tractation que nous venons d'employer ne signifie donc pas, pour nous, traité défini et signé entre deux parties contractantes. Nous lui avons, par contre, donné l'acception philosophique qui s'attache au fameux *Contrat social* de Jean-Jacques.

Ce qu'il convient d'entendre, c'est que, quel que soit le mode politique imposé en pays conquis, si habile qu'y soit l'application du profitable *divide ut regnes*, l'autochtone ne fait don de son loyalisme à la nation suzeraine qu'à deux conditions :

La première, c'est que la nation suzeraine régisse l'autochtone d'une façon telle que celui-ci trouve un intérêt essentiel au maintien de la suzeraineté ;

La seconde est qu'une documentation *impartiale* permette à l'autochtone de discerner ce qu'est son intérêt essentiel.

Mais il ne faut pas oublier que l'être humain peut, par l'effet de causes sentimentales, agir contre les plus pressants de ses intérêts propres. Autrement dit, la haine contre l'envahisseur peut être plus forte que la raison.

Voilà, à mon sens, l'écueil redoutable, le péril d'où peut venir, d'où viendra inéluctablement, si l'on n'y oppose pas l'emploi de doctrines et de mesures appropriées, la ruine de la domination coloniale de la France.

La phobie de l'indigène est, aux colonies, l'arme la plus redoutable dont un Français puisse blesser sa patrie. Car la phobie et le mépris de l'indigène provoquent en retour la phobie et le mépris de l'Européen, l'exaspération contre l'autorité, cette autorité fût-elle bienfaisante.

Il faut donc que, dans une colonie, les mœurs de la société, comme les habitudes de l'administration, soient dégagées des influences sentimentales, qu'elles ne laissent pas de place aux préjugés et aux préventions, que l'habitude de juger scientifiquement et l'observance des principes strictement utilitaires — à la façon que nous avons dite — imprègnent profondément et constamment les volontés françaises.

C'est pourquoi je mets au défi qui que ce soit d'opposer au médecin des émules aussi bien armés qu'il l'est pour exonérer les relations entre Français et indigènes des semences de haine qu'elles recèlent, pour faire apparaître aux uns et aux autres l'étendue et la nature de leurs intérêts propres, pour préparer et pour opérer, à la suite de la conquête militaire, une conquête morale qui doit constituer l'œuvre grandiose du vingtième siècle.

Les faits appuient avec évidence mon assertion. L'histoire de la pacification de notre Algérie n'est qu'un hymne à la gloire de la médecine militaire.

Je n'insisterai pas davantage sur une constatation dont seule la mauvaise foi serait tentée d'ébranler la solidité. Mais il convient maintenant de se demander : *Qu'est-ce qu'un médecin militaire ?*

Sur la compartimentisation.

On connaît le mot de Beaumarchais : « Il fallait un calculateur, ce fut un danseur qui l'obtint. » C'est l'adaptation sous une forme plaisante du *the right man in the right place* des Anglais.

Il demeure constant que les hommes doivent être dressés aux fonctions auxquelles ils sont destinés et que détestable serait la pratique opposée : celle par exemple qui réserverait aux ingénieurs le soin de traiter les malades, aux médecins celui de diriger machines et engins.

Mais, si les règles sont les règles, il n'est pas de règle qui ne comporte des exceptions. Aussi bien constatons-nous que les souverains naissent indifféremment colonels, diplomates ou marins et que beaucoup d'entre eux remplissent avec distinction des charges dont ils sont redevables à leur seule naissance. Tout de même dans une république les ministres passent indifféremment du département de la Guerre à celui des Colonies, de la Marine aux Postes et Télégraphes, et nul n'ignore que ce sont d'excellents ministres.

La « compartimentisation » a donc ses limites et tolère des infractions. Inévitable dans les emplois subalternes, elle est de moins en moins indispensable au fur et à mesure que les emplois nécessitent des aptitudes à la *direction*. Au haut de l'échelle, il n'est pas réclamé de diplômes aux chefs d'État. Et ce serait pré-

jugé pur que de dénier des mérites éclatants à
certains monarques.

L'application intégrale du *the right man in
the right place* devrait logiquement imposer
qu'il ne fût exigé d'autres garanties à un citoyen briguant une fonction que de démontrer
l'excellence de ses aptitudes à remplir ladite
fonction — et que la fonction lui fût dévolue
de préférence à tous ceux dont les aptitudes
à en assumer l'exercice sont moindres que les
siennes.

De quel droit, si je prouve que je sais du grec
autant — et plus — qu'homme de France, op-
posez-vous à mon désir d'occuper une place
qui nécessite une connaissance parfaite du
grec, que je ne possède pas de diplômes témoignant que j'ai appris le grec ?

On m'objectera le pouvoir sacré de la loi.
Mais voilà précisément ce à quoi tend mon argumentation : à établir qu'une loi serait bienfaisante qui permettrait que les talents excep-
tionnels fussent utilisés là où il leur serait
possible de servir au mieux l'intérêt collectif.
Ne craint-on pas, pour nous en tenir aux choses
de l'art militaire, que l'excès de « compartimentisation » ne puisse avoir pour déplorable effet
de tenir éloigné de la bataille ou tout au moins
hors d'état d'y jouer le rôle utile, quelque

génie tacticien, étreint par le lacis des cloisons infranchissables, quelque Bonaparte capable de décider de la victoire, ou seulement un de Moltke de taille à conduire au succès ?

Autrement dit, l'autorisation d'affronter un concours devrait être largement offerte aux citoyens les plus distincts.

Je ne crois pas qu'on ait lieu de redouter la démoralisation que pourrait jeter dans un corps l'intrusion massive d'éléments étrangers. Les candidats à des fonctions auxquelles leur profession ne les a pas préparés ne constitueront jamais qu'une infinitésimale minorité. Que l'on accorde à tous les Français d'âge mûr le droit de se présenter à l'École de guerre, il est vraisemblable que la plupart des années passeraient sans qu'on ait l'occasion de recevoir un seul candidat qui n'ait pas été élevé et dressé dans une école militaire.

La chose paraît de toute évidence. Mais n'y eût-il qu'un seul de ces « étrangers » reçu au cours d'un siècle tout entier, si cet étranger devient le grand homme de guerre du siècle, pourrait-on par la suite ne pas se réjouir d'avoir prévu à la règle l'heureuse exception grâce à quoi une force de premier ordre, au lieu de demeurer stérile, aura été employée pour le plus grand profit de la patrie ?

On aurait tort de charger ces quelques réflexions de quoi que ce soit de tendancieux en
faveur du corps auquel j'ai l'honneur d'appartenir, ou de prétendre y découvrir la mesqui-
nerie d'une riposte artificieuse à la prétention
de supprimer la médecine militaire. Je ne vois
pas les médecins, eussent-ils la permission
d'y accéder, s'empresser vers l'École de guerre
et ce n'est pas de ce côté que je me réjouirais
qu'ils portassent leurs efforts. Pour moi, je ne
compte pas abandonner la médecine militaire à
moins que contraint et forcé. D'autre part, je
doute qu'il existe des officiers capables d'affronter victorieusement le concours d'agrégation du
Val-de-Grâce. Mais si l'armée, qui a compté un
général docteur en médecine, recélait quelque
obscur capitaine qui eût toutes les qualités et
toutes les connaissances requises pour faire un
Larrey, n'aurions-nous pas, nous autres. médecins, le devoir de nous affliger de ce qu'un
irréfragable *non possumus* lui soit opposé, et
par contre ne devrions-nous pas nous réjouir et
nous enorgueillir si une loi clémente nous permettait de l'accueillir parmi nous et de le saluer du nom de Maître ?

Paradoxe, dira-t-on ; jeu de l'esprit, simple
divertissement destructeur de l'ordre social,
entaché de perversité et fleurant le fagot. Qu'on

me permette de rappeler que les paradoxes du jour sont parfois les vérités du lendemain et qu'il n'est point de morale davantage bienfaisante que celle qui se donne pour but de faire rendre à l'individu ce qui peut le plus efficacement servir le groupe.

Et l'on me dira encore qu'à la faveur de la brèche que feraient à la paroi étanche les personnalités auxquelles leurs mérites permettraient de se glisser dans les cases qui leur étaient normalement fermées, d'autres personnalités, indignes, celles-ci, de bénéficier de la mesure exceptionnelle, parviendraient par faveur et par abus à déborder sur les terrains interdits, où leur présence ne manquerait pas de semer découragement et désordre et de produire un déficit.

Observons qu'un concours ne doit pas être un trompe-l'œil, qu'il ne doit pas plus assurer le triomphe de l'à-peu-près qu'encourager l'exhibition des virtuosités stériles et l'étalage des documentations chères aux mémoires tenaces ou laborieuses. Un concours n'a qu'un but : permettre de sélectionner les candidats et de les classer de façon telle que chaque fonction soit dévolue à l'aptitude la plus digne de l'exercer.

Toute conception autre du concours est antisociale comme, partant, est antisociale la *ré-*

glementation qui écarte d'une fonction sociale l'aptitude la plus digne d'exercer cette fonction, comme sont, elles aussi, antisociales les épreuves inadéquates au but pour lequel est instauré le concours, car les épreuves inutiles ont l'habituelle conséquence d'avantager des aptitudes qui, par ailleurs peut-être remarquables, ne sont pas celles dont il importe de tenir compte pour le discernement des capacités recherchées.

Et l'acte antisocial par excellence, le délit, pour ne pas dire le crime contre la collectivité, c'est, sous quelque forme que ce soit, abus, faveurs, etc..., d'introduire de l'injustice dans un concours (1).

(1) La jeunesse perd au contact de l'injustice ; celle-ci peut occasionner une détérioration morale qui, parfois, retentit sur la vie entière, car, ayant dégradé le caractère, l'accoutumance à subir l'injuste ne cesse pas à son tour de provoquer des injustices et de susciter des émulations d'égoïsme. Trop d'orgueil chez trop de Maîtres, d'où faiblesse envers les flatteurs, indifférence ou hostilité envers les autres, docilité aux influences, culte des relations et culture contagieuse des outrances de l'égotisme ; d'où encore manque de l'esprit d'élémentaire impartialité dans les *concours*. Le sujet prêterait à de longs développements...

D'autre part, c'est une erreur de croire que *valeur scientifique* et *aptitude à enseigner* vont inévitablement de pair. Trop de cours dans les facultés de médecine et surtout trop de cours sacrifiant l'intérêt de l'élève au profit dés études originales du chercheur. Il faudrait que n'enseignassent que ceux, savants ou non, qui savent enseigner et que le but de l'enseignement soit, avant tout autre, d'augmenter les connaissances *pratiques* du *candidat praticien*. Il serait bon

Que le concours soit sain, que les épreuves soient adéquates au but particulier pour lequel le concours a été institué, nulle raison ne peut subsister d'en interdire l'accès à quiconque est capable d'affronter victorieusement toutes ses épreuves et d'en sortir triomphant.

Je dirais volontiers que la conception est essentiellement démocratique s'il n'était plus exact de déclarer qu'elle est de celles dont un gouvernement, quel qu'il soit, ne peut s'abstenir d'être tributaire sans consentir à offenser les plus évidents de ses intérêts propres.

A l'objection que la possibilité légale de faire à la compartimentisation d'exceptionnelles dérogations entraînerait nécessairement des abus, je répondrai qu'un peuple doit compter au premier rang de ses devoirs celui de bannir l'injustice de ses concours, et qu'un peuple incapable de pratiquer une vertu aussi naturelle ne mériterait plus qu'on s'occupât de lui, car il serait virtuellement frappé de mort.

que les jurys fussent composés d'examinateurs de carrière, reciutés dans toute la France et dont le rôle serait d'aller de faculté en faculté, pour interroger les candidats aux différents degrés du doctorat en médecine. Tout au moins conviendrait-il que des professeurs ou des agrégés fussent spécialisés pendant plusieurs années dans les fonctions d'examinateur, qu'ils n'en exerçassent pas d'autres pendant la durée de cette spécialisation et qu'ils les exerçassent dans différentes facultés ou écoles au cours d'une même session d'examens.

Qu'est-ce qu'un médecin militaire ?

Les réflexions qui précèdent sont suffisamment explicites, je pense, pour qu'il paraisse superflu d'insister sur la fragilité qu'il convient, à mon sens, de reconnaître aux barrières qui séparent médecins civils et médecins militaires. Le médecin civil de la veille peut être le médecin militaire du lendemain, car, si l'intérêt national est en jeu, la *compartimentisation* ne doit pas opposer aux concours profitables des barrières hermétiques.

Si nous nous référons aux caractéristiques que nous avons reconnues aux médecins d'armée, nous constatons qu'il ne s'en trouve aucune qui n'aide à comprendre l'attraction et l'influence que ces médecins exercent sur les populations indigènes des colonies.

La dépendance vis-à-vis du commandement et *la mobilité,* qui en est la conséquence, ont un double avantage : elles permettent aux médecins d'armée d'aller, au nom même du commandement, et en quelque sorte comme une pure émanation du commandement, dans des régions lointaines et diverses, de pénétrer les groupes ethniques les plus distincts, d'amasser une documentation humaine considérable; elles gardent le praticien de contracter ou de conserver des adhérences susceptibles d'entraver son action.

L'absence de rémunération rend très précieuse à des populations généralement pauvres une assistance médicale dont la compétence est parfaite et le dévouement au-dessus de la moindre critique.

L'influence du médecin sur le commandement permet au médecin, surtout en territoire militaire, d'exercer rapidement et efficacement une action que traduit énergiquement, chaque fois que besoin est, l'emploi des mesures bienfaisantes reconnues nécessaires — en matière prophylactique par exemple.

Ajoutons à tout ceci que le médecin d'armée porte une tenue militaire, qu'il a une épée au côté et vit de la vie de l'officier, qu'il est rompu à toutes les fatigues, entraîné à tous les modes de véhiculation, qu'il devient généralement cavalier habile, qu'au regard d'autochtones sur qui la Force n'a point cessé d'exercer son pouvoir, il ajoute à l'attrait du bienfait médical le prestige qui échoit tout naturellement à l'officier.

Aussi la confiance qu'inspire le médecin d'armée est-elle incomparable, comme le devient son influence lorsqu'il lui plaît de la développer.

Nous ne sommes pas ici dans le domaine de

la philosophie, de l'argumentation ou de l'hypothèse, mais bien dans celui des faits : *aux colonies, l'agent pacificateur est, par excellence, le médecin d'armée.* L'histoire le prouve et l'on a prêté au général Lyautey un mot qui ne ferait que confirmer ce que le passé nous a enseigné sur le sujet : c'est qu'aussitôt rompue la résistance armée de l'adversaire, quatre médecins militaires valent pour l'influence française deux compagnies... ou deux escadrons.

Je n'insisterai point ; ce serait perdre du temps et faire aux lecteurs l'injure de les tenir pour ignorants.

Par contre, il importe de rechercher si d'exercer les fonctions de médecin militaire suffit à conférer la mentalité et l'ensemble d'aptitudes qui font du médecin militaire l'agent par excellence de l'expansion française aux colonies, ou bien si le médecin militaire est ce qu'il est parce qu'il a reçu une éducation particulière.

Si l'on demande ce qu'est en France un *docteur en médecine*, la réponse sera tout naturellement que c'est un citoyen qui a reçu d'une faculté française le diplôme de docteur.

Laissons de côté la définition du *médecin ;* elle nous entraînerait à des digressions trop abondantes. Et demandons-nous ce qu'est un médecin militaire.

Je crois qu'à une semblable question la meilleure réponse qui se puisse faire, c'est « *que le médecin militaire est un docteur en médecine qui a, pendant plusieurs années, exercé des fonctions médicales dans la troupe* ».

Avoir vécu avec la troupe, dans la troupe, voilà ce qui fait le médecin d'armée, lui donne ses caractéristiques et ses qualités.

Nous devons, sans doute, conserver nos savants ; ils sont un de nos orgueils, une élégance, une parure. Mais ceux dont nous descendons, nos ancêtres, ceux qui ont conquis une place honorable entre toutes dans les fastes français, ce sont ces vaillants, qui, serviteurs obscurs de l'idéal le plus élevé, mêlés intimement aux soldats de France, sont allés, portant dans un coin de leur giberne un peu du meilleur de l'esprit et du cœur français, sont allés meurtris, au travers de tous les obstacles, affrontant, sans jamais faiblir, toutes les batailles et tous les périls. Ce sont les cohortes de ces braves, les théories de ces vaillants, inaccessibles aux défaillances, qui, dans le décours des siècles, ont enfanté la gloire de la médecine d'armée, réduisant, par une accumulation de mérites, préjugés et dédains, forçant l'admiration par l'éclat des vertus qu'ils ne cessaient de pratiquer. Les barbiers chirurgiens d'antan ont, à la force du poignet, conquis leurs lettres de noblesse sur les champs de bataille de l'Empire ; aux médecins des armées de demain est réservé l'honneur suprême, celui de diffuser la pensée de la République en se faisant les soldats de l'ultime conquête : la conquête morale des populations indigènes par la République.

C'est la pratique de la troupe qui constitue l'école, dénuée de confort, mais vivante et saine, du médecin. Tout ce qui éloigne le médecin de la troupe est nuisible à la troupe et au médecin ; tout ce qui rapproche l'un de l'autre est favorable à l'un et à l'autre (1).

C'est dans la pratique de la troupe que le médecin, s'il est de caractère suffisamment trempé pour se refuser à l'aigreur, ne se point charger de rancunes mesquines, développe sa personnalité, se débarrasse de l'excès d'indivi-

---

(1) S'il est légitime et nécessaire que le médecin ait un uniforme distinct, je verrais toutefois avec grand plaisir le médecin d'un corps porter un insigne de ce corps. Et je ne dissimule pas la satisfaction que j'ai éprouvée à porter le béret alpin. A mon avis, on ne doit pas craindre de souligner ce qui peut unir le médecin d'une troupe à cette troupe. J'espère que l'on voudra bien ne pas blâmer l'expression de ce vœu, qui paraîtra peut-être quelque peu osé, puisqu'un texte, exceptionnel dans l'histoire des armées, a paru, en énonçant qu'il était regrettable qu'une distinction fondamentale ne pût être faite dans la tenue militaire, se charger d'appréciations péjoratives envers tous les officiers des services. Inutile d'ajouter que je suis chaudement partisan de l'*unité d'appellations*.

dualisme, du surcroît d'égotisme dont l'étude des sciences naturelles charge volontiers les âmes. C'est là qu'il apprend à lutter, que son intelligence s'ouvre à la connaissance du jeu complexe des contingences dont s'enchevêtre l'existence, que son courage mesure les forces d'opposition, que ses qualités d'ordre s'affermissent au contact d'agencements dont l'étendue et la subtilité imposent le renoncement individuel.

C'est la troupe, c'est la vie en commun avec soldats, officiers et sous-officiers qui fournit au médecin les appuis dont son apostolat a besoin. C'est là qu'il trouve reconforts et moyens d'action; là qu'il rencontre les influences amies qui ne l'abandonneront jamais; c'est là qu'il délimite la valeur de sa technique, qu'il apprend à donner son avis et à ne le donner qu'à bon escient, sage et ferme (1); c'est là enfin qu'il s'imprègne d'une science que nulle science n'enseigne, que son savoir se pénètre de psy-

---

1) Le médecin doit toujours avoir le droit de donner un avis technique, le commandement celui de toujours passer outre à l'avis technique. Je suis convaincu qu'un *carnet d'avis médicaux*, carnet dont les souches seraient conservées, rendrait les plus grands services. En cas d'accroc, l'examen du carnet d'avis permettrait de discerner si le médecin a pour habitude d'énerver le chef de corps, de le gêner sans nécessité, ou si c'est au contraire le chef de corps qui a accoutumé de ne pas tenir compte de l'opinion du médecin, de faire fi des avis légitimes qui lui sont donnés.

chologie, qu'il apprend à devenir et qu'il devient en réalité une *force morale*.

Il est nécessaire que le médecin militaire donne à la troupe des années de sa vie, après lui avoir consacré sa jeunesse, c'est-à-dire l'âge où l'extrême souplesse, la malléabilité de l'organisme permettent de s'adapter et d'acquérir facilement.

Plus le médecin verra de choses et de gens, plus il étendra sa documentation, amplifiera ses aptitudes à l'influence.

C'est pourquoi seraient bienfaisantes pour les médecins — et sans doute ne le seraient-elles pas moins pour nombre d'autres officiers — les permutations temporaires qui permettraient des échanges momentanés et limités de personnel entre les trois armées : *armée de terre, armée de mer, armée coloniale.*

Non seulement je suis persuadé que le médecin de l'une de ces armées gagnerait à faire des stages dans les deux autres, mais je crois encore, ainsi que je l'ai précédemment indiqué, que l'armée trouverait parfois son intérêt à ce que nombre de ses médecins se fissent, pendant un certain temps, médecins civils.

Le *stage civil* — que l'on me passe l'expression — pourrait, en étendant le champ de la vision des médecins d'armée, valoir à ceux-ci un profit dont ils ne seraient pas sans bénéficier ultérieurement — surtout, semble-t-il, lorsqu'il leur adviendrait de séjourner aux colonies.

Un médecin n'observe jamais trop de milieux. Et de même que le stage civil ne laisserait pas que d'être bienfaisant aux médecins d'armée, il n'est pas de *stage militaire* qui ne vaille au médecin civil le plus fermé aux choses de l'armée de découvrir des inconnues dignes d'intérêt.

Mais ce serait une erreur de considérer les praticiens civils comme réfractaires en général aux acquisitions que nécessite la pratique des fonctions de l'armée. L'affection que nombre d'entre eux ont vouée à celle-ci, la ferveur avec laquelle ils effectuent les périodes d'instruction font de ces praticiens de véritables médecins d'armée, qu'un contact de quelque durée avec la troupe rendrait intégralement susceptibles de compter dans nos rangs.

Si, pour la réalisation d'une tâche grandiose, la médecine militaire doit s'enrichir subitement d'un nombre élevé d'éléments nouveaux, il est clair que le moyen le plus efficace pour discerner ceux qu'il convient d'accueillir dans la corporation sera qu'un stage dans les corps de troupe soit imposé à chacun des candidats et prolongé jusqu'à ce que le candidat ait acquis une âme de médecin militaire.

Beaucoup n'auraient à faire qu'un effort très léger. Ainsi les médecins de colonisation que tant de points rapprochent des médecins militaires...

Pour le surplus, je crois qu'il suffirait d'imposer à tous les médecins d'armée un séjour d'une demi-année ou d'une année, passée *vers le milieu* de la carrière, dans un Val-de-Grâce agrandi, c'est-à-dire dans une *Académie de médecine d'armée*, centre débordant sur le civil et débordé par lui, où de larges courants rajeuniraient et raviveraient des énergies guettées parfois par l'anémie que finit par procurer l'isolement dans le lointain ou dans le petit.

Lyon.

Si abondants que puissent être les emprunts dont la réalisation d'un dessein mondial contraindrait d'enrichir la médecine d'armée, l'âme même de la médecine d'armée, à ses débuts, doit avoir ses temples où soit entretenue la flamme et maintenue la doctrine.

On m'excusera de ne parler que de Lyon ; c'est la seule que je connaisse de nos écoles préparatoires à la médecine d'armée. Peut-être suis-je inconsciemment tenté d'en exagérer les mérites; je crois, en tout cas, que ces mérites ne s'affirmeraient que davantage si des échanges momentanés de maîtres et aussi d'élèves entre nos établissements militaires d'instruction médicale permettaient d'établir *ab ovo* des adhérences entre les différents organes de l'armée médicale de France. Et j'ouvrirai même ces écoles à quelques étudiants civils en échange de l'engagement, par eux signé, de se faire des réservistes particulièrement zélés.

En somme, ce que je préconise, c'est la conception d'une pépinière de jeunes médecins d'armée destinée à servir ultérieurement et la force militaire de la France et l'expansion française, comme l'École polytechnique fournit et la force militaire et l'industrie françaises.

De même que, parmi les polytechniciens, les uns font intégralement leur carrière militaire et que d'autres enrichissent les branches les plus diverses de l'activité, de la somme remarquable de connaissances et d'expérience qu'ils doivent à la formation intellectuelle dont ils ont bénéficié, de même serait-il profitable à l'intérêt français que les jeunes gens munis à la fois de la culture biologique et de la culture militaire puissent, après avoir témoigné qu'ils se les sont assimilées, se vouer définitivement à l'armée ou émigrer dans toutes celles des

fonctions sociales qui servent le mieux la dissémination de l'influence morale du pays.

Car, de trouver, pour la réalisation de notre
projet, meilleure éducation que celle qui résulte de l'influence de la plus forte des disciplines entée sur de solides connaissances biologiques, *il ne s'en trouve pas.*

Remarquons que le siège de nos écoles préparatoires est des plus heureux. Pas de port ou
de grande ville commerciale qui n'ait intérèt
à recéler dans son sein une force d'expansion
coloniale.

Pour m'en tenir à Lyon, je crois bien qu'il
n'est pas d'ancien élève de son École du service de santé militaire qui n'ait conservé de
son contact avec la puissante cité le respect
que mérite la persévérance courageuse et tranquille au service des tâches de longue haleine.

Mais, si les médecins militaires ont éprouvé
tout ce que recèle d'énergie grandiose et de
volonté réfléchie et tenace la grande ville, que
certains aspects rendent unique en France, je
me demande si les Lyonnais manifestent toujours avec une attention suffisante l'estime en
laquelle il est nécessaire qu'ils tiennent nos
jeunes camarades.

Aux enseignements puissants que donne une
école de médecine à peu près incomparable,

citadelle médicale célèbre entre les célèbres, aux compléments d'instruction que vaut à nos élèves le zèle sagace de leurs chefs, médecins militaires, je ne puis m'empêcher de penser qu'il serait bienfaisant que les industriels et les commerçants de Lyon ajoutassent un avantage infiniment précieux : celui de se révéler eux-mêmes, de découvrir dans la cordialité des conversations confiantes ce que des cerveaux jeunes et avides de savoir ont intérêt — pour le profit de Lyon et de la France — à connaître de l'admirable effort lyonnais.

On reconnaîtra l'importance que prendrait ce point de vue si, comme je l'espère, l'école de Lyon doit, quelque jour, abriter des jeunes gens destinés à devenir, soit dans les armées de la France, soit en dehors d'elles (1), des propa-

(1) De la *Presse coloniale*, nº du 7 avril 1914, sous le titre : « la Germanisation de la Chine » :

« La *Revue de l'Office impérial d'hygiène* publie en un récent numéro d'intéressants renseignements sur l'école allemande de médecine créée depuis cinq ans à Shanghaï. Elle est divisée en une école de langues, une école de mécanique, une clinique préparatoire et une clinique. Cette école compte actuellement 230 élèves. On construit de nouveaux bâtiments afin de pouvoir en loger 310. Le corps enseignant se compose de 12 professeurs européens et de 3 professeurs chinois. Le nombre des malades traités à l'école et à l'hôpital adjoint à cette école a été de 4.830. L'école se trouve placée sous la surveillance du consul général allemand de Shanghaï.

« Les écoles allemandes créées un peu partout constituent des foyers de culture germanique. Ces écoles méritent une attention spéciale. Elles n'ont pas seulement pour but

gandistes de l'expansion française, et aussi des *jeunes indigènes de nos colonies*, les uns, naturalisés, futurs médecins d'armée, les autres futurs médecins civils de leurs compatriotes.

La formation intellectuelle d'indigènes par les écoles des services de santé militaires serait d'une extrême importance pour la propagation de l'influence française, car, dans bien des cas, le fait de posséder, de tenir en mains des médecins ayant, pour plaire à leurs congénères, des manières d'être qu'ils devraient à leurs origines, ouvrirait de particulières possibilités d'actions et de réalisations.

L'école de Lyon a déjà compté des Orientaux

de propager la langue allemande et de faire connaître la civilisation allemande dans les pays lointains qui ne connaissaient, il y a quelques années encore, que l'enseignement des missionnaires français, anglais et américains. Elles ont pour objet de préparer un terrain favorable à l'extension de l'industrie nationale. Les médecins chinois, après avoir passé par l'école de médecine de Shanghaï, lorsqu'ils partiront pour l'intérieur de la Chine, seront tous des clients assidus des établissements pharmaceutiques allemands. Dans les écoles allemandes, en effet, on leur aura enseigné à se servir des médicaments allemands et des instruments de chirurgie allemands. Consciemment ou non, ils deviendront « des voyageurs » pour le compte des grandes usines de produits chimiques du Rhin et de Westphalie. Ce que l'Allemagne tente de faire pour la Chine a déjà été réalisé depuis bien des années au Japon, où tous les médecins parlent allemand. Le succès des importations chimiques au Japon fut même assez grand pour alarmer ce peuple oriental, toujours soucieux de se suffire à lui-même. Des usines de produits chimiques ont été, il y a quelque temps, établies au Japon, afin d'arrêter les importations allemandes. »

dont certains furent parmi ses meilleurs élèves.
On a d'autant plus de raisons d'ouvrir largement l'accès de cette école à nos indigènes
qu'elle est certainement et doit continuer d'être
un des endroits du monde où le préjugé, quel
qu'il soit, est le plus véhémentement honni.

Do ut des.

Le sempiternel *do ut des* domine nécessairement la conception de faire la médecine d'armée
nombreuse, agissante et profitable aux intérêts
du pays.

Si l'on veut réaliser l'action nécessaire, il
faut consentir aux sacrifices sans lesquels elle
ne peut être.

Pour que la carrière attire un nombre considérable de candidats, il faut qu'elle assure avantages matériels et moraux convenables.

Passons rapidement en revue les principaux
des uns et des autres.

Personnellement, il me semble qu'aussi longtemps qu'il n'assume que ses fonctions normales, le médecin militaire vivant dans la
troupe ou dans la garnison avec et comme ses
camarades officiers, ne doit réclamer rien de
plus que ce qui est attribué à ceux-ci. L'égalité
matérielle est une des raisons de l'égalité de

considération dont il ne convient pas, dans son intérêt et plus encore dans celui du soldat, que le médecin soit dépossédé.

Par contre, qu'il soit isolé ou affecté à un corps, chaque fois qu'un médecin d'armée est appelé à assurer, pour le compte de l'État ou d'un organisme d'État, un service qui n'est pas proprement militaire (1), de *larges indemnités* doivent lui être attribuées.

En Algérie et aux colonies, le nombre et l'importance de ces services extra-militaires sont tels qu'une rémunération convenable, c'est-à-dire digne d'un médecin, suffirait pour rendre attrayante la situation du médecin dans l'armée (2).

Je mets encore au nombre des avantages matériels les facilités de déplacements, de permutations, d'envois dans les corps les plus

(1) Parmi les organismes d'État qui pourraient utiliser le médecin militaire dans une de ses fonctions normales, et sans qu'il soit nécessaire de lui allouer d'exceptionnelles indemnités, je signale, en passant, le *Conseil d'État*.

Le *Conseil d'État* devrait disposer de médecins.

La présence de l'expert *médecin* pour le contentieux médical, de l'expert *médecin militaire* pour le contentieux médico-militaire serait une garantie d'exactitude dans l'appréciation de points techniques.

(2) Est-il besoin de signaler que nous tenons pour légitime l'attribution aux officiers non médecins, dans les mêmes conditions qu'au médecin d'armée, de rétributions larges pour les services extra-militaires imposés ou demandés à ces officiers par l'État ou par des organismes d'État ?

divers, facilités qu'il serait bon, à mon sens, de donner à tous ceux des médecins d'armée qui désirent augmenter leur somme d'expérience par des contacts nouveaux.

Enfin il serait indispensable de permettre au médecin militaire l'accès momentané (avec possibilité de retour à l'armée) et aussi l'accès définitif de toutes celles des carrières que l'on pourrait appeler les *carrières d'expansion française.*

Ainsi, par le passage dans la médecine d'armée, serait formée, à la meilleure des cultures, la jeunesse d'administrateurs, de consuls, de diplomates... en un mot d'agents d'expansion française disposant des armes les plus sûres pour le succès de la tâche imposée à leurs efforts : celles que vaut la forte culture biologique alliée à la pratique, au maniement psychologique de l'homme et à l'observance des règles légitimes de l'autorité.

Je ne doute point que des esprits avisés, stimulés par les appétits patriotiques, ne viennent à découvrir bien d'autres avantages matériels par quoi il serait possible de rendre abondante la récolte médico-militaire. Que ces chercheurs s'ingénient et réussissent. Nul scrupule ne doit brider leur zèle ; car le médecin d'armée est de bonne et nécessaire espèce ; on ne le frap-

pera jamais à un trop grand nombre d'exem-
plaires ; le domaine que l'intérêt national lui
doit attribuer est illimité...

Que dire des avantages moraux ?

La question est de toute simplicité. Et je ne
crois pas que mon avis diffère beaucoup de
celui de la plupart des médecins d'armée.

Ce à quoi le médecin militaire attache le
plus grand prix, c'est à l'égalité entre les officiers de toutes catégories.

Entendons-nous bien.

L'officier de corps semble, en général, redouter qu'il ne vienne à l'esprit de ses camarades des différents services de revendiquer
tout ou partie du commandement qu'il exerce
sur la troupe.

Que l'officier de corps se tranquillise ; pareille intention n'effleure pas le médecin d'armée et je ne connais pas de mes confrères qui
se soit jamais mis en tête de commander une
simple escouade.

En matière de commandement, le médecin
militaire estime, en général, qu'en temps de
paix aussi bien qu'en temps de guerre les
pouvoirs du chef de détachement ou du chef
de corps (selon le cas) sur l'intégralité de
toute formation sanitaire doivent lui être dé-
volus.

Il considère encore, comme inhérente à sa qualité d'officier, le droit d'intervenir et de ramener à l'ordre, en l'absence d'officier, tout fragment ou groupe militaire désorienté ou agissant mal. Peut-être encore trouverait-il légitime qu'on lui confiât le commandement des places ou stations médicales privées de corps de troupe.

J'ajouterai, moi, que les services militaires des affaires indigènes (bureaux arabes, etc.) gagneraient à ce que des médecins en activité de service y fussent employés exactement dans les mêmes conditions que les autres officiers.

Et c'est tout.

Pour le surplus, le médecin, comme tout autre citoyen, est entre les mains et aux ordres du commandement ou plutôt de ses délégués. Car il n'existe que deux commandements : Dieu dans les théocraties, le peuple dans les démocraties. Toute autre autorité n'exerce son pouvoir que par délégation. Le ministre de la Guerre lui-même n'est que le délégué du peuple. Celui-ci règle une fois pour toutes le jeu des délégations d'autorités, sans s'interdire toutefois d'en bouleverser l'agencement dans les circonstances exceptionnelles. Une loi a, par mesure de réparation, réintégré dans l'armée un colonel mis en réforme ; on imagine volontiers qu'en cas de péril les législateurs n'hésiteraient pas à confier une armée au général étranger qui, ayant au cours de sa carrière affirmé sa valeur dans une série de grands combats, mettrait son épée au service de la France, voire même à un civil paraissant capable de décider de la victoire. Le médecin d'armée souhaite-t-il quelque modification particulière aux lois qui règlent le jeu des délégations d'autorité ?

Peut-être certains souhaiteraient-ils que le ministre fût légalement autorisé à organiser, par délégation, un commandement médical, lors de circonstances exceptionnelles et en des lieux limités : dans un centre frappé par une épidémie de peste, par exemple.

Pour la plupart des médecins d'armée, les évolutions désirées paraissent de moindre importance. Et ce serait cette fois encore le cas de répéter : *Paulo minora*. Mais le médecin a-t-il le droit de tenir en mésestime l'étude de l'infiniment petit ? La pratique du microscope ne l'a-t-elle pas ouvert à la compréhension des ravages que peut causer l'infiniment petit ?

Donc le médecin désire, pour tous les officiers, l'égalité de considération qui rendrait plus intime la cohésion nécessaire entre les organismes distincts de la formidable machine.

Insignes, attributs, dénominations... bref tout ce à quoi s'attache normalement l'humaine vanité, n'ont qu'un prix très relatif; mais, dans une collectivité, le déficit sur un point — *ce point fût-il des plus secondaires* — prend, lorsque le déficit ne frappe qu'une catégorie (ou que certaines des catégories) de la collectivité, une importance désastreuse, car il déprécie la catégorie dans l'opinion et prépare l'exode des individus.

Et voilà pourquoi — pour que l'infiniment petit ne mette pas à mal mon rêve mondial — je souhaite que le médecin d'armée voie bientôt se réaliser l'égalité qu'il souhaite et que, *mis à part le chef du détachement, de la troupe ou de la garnison,* chaque officier, à quelque corps ou service qu'il appartînt, passe selon son grade et selon son ancienneté dans le grade. Et sans doute encore paraîtrait-il assez légitime que le chef du détachement, de la troupe ou du corps fût *réglementairement* tenu à des obligations de bienséance envers qui l'emporte sur lui en grade ou en ancienneté.

Petites satisfactions, dira-t-on. Oui, certes, mais que je crois cependant ne pouvoir être considérées comme sans influence sur le recrutement et sur l'avenir de la médecine militaire.

Un rêve ?

Peut-être... Sans doute...

Reste à savoir si d'un rêve brisé ne peut subsister assez d'idéal pour inspirer quelques directives profitables.

Si je me suis trompé, que l'on veuille bien
me pardonner. Et que l'on m'excuse encore si,
contre mon intention, un passage quelconque
de ce livre venait à être interprété comme offen-
sant pour qui que ce soit. Que l'on sache aussi
que j'ai la discipline chevillée au corps et qu'en
écrivant ces pages je n'ai pas cessé un seul
instant de demeurer convaincu qu'elles n'ou-
trepassaient en rien ce qu'une plume d'officier
est autorisée à exprimer de ce qu'a conçu un
cerveau d'officier.

J'ai noté fidèlement ce qu'avaient évoqué en
moi les propos du lieutenant-colonel désireux
de supprimer la médecine militaire. Que l'on
juge si les arguments que je présente ont du
poids...

S'il se trouve quoi que ce soit qui ait la moindre valeur dans ce petit ouvrage, je le soumets avec respect à mes chefs, avec confiance à mes camarades de l'armée, en sollicitant la particulière attention de ceux qui appartiennent au Service de santé : aux médecins et, bien entendu, aux pharmaciens et aux officiers d'administration qui me savent leur camarade dévoué, attentionné, se refusant à distinguer, pour ce qui n'est pas de la technicité, entre médecins et non-médecins.

Et je le dédie comme un hommage léger et pieux à la mémoire de ceux des nôtres qui, frappés en soldats ou contaminés par la maladie, ont eu la gloire de mourir aux armées.

MONOGRAPHIES DU MEDECIN-MAJOR
G. SAINT-PAUL

Langage mental, aphasie, art oratoire.

Questiomaire et enquête sur le langage intérieur (*Arch. d'Anthropol.* de Lacassagne, 15 mars 1892 et numéros suivants : voir collection). — L'étude des langues au point de vue psycho-physiologique (*Rev. scientifique*, 8 juillet 1899). — Le visuelisme et l'étude des langues (*Rev. scientifique*, 25 août 1900). — Le centre de Broca et les paraphasies (*Tribune méd.*, 5, 12 et 19 mars 1902). — L'examen des malades atteints de paraphasie (*Ann. méd.-psych.*, mars-avril 1902). — Aphasie, langage intérieur et localisations (*Progrès méd.*, 3 avril 1909). — L'aphasie de Broca; existe-t-il des centres d'images verbales ? (*Tribune méd.*, 17 avril 1909). — Les bases psychologiques de l'élocution oratoire (*Rev. philos.*, juin 1909). — Lettre au docteur Baudouin au sujet des aphasies (*Ann. méd.-chir. du Centre*, 13 juin 1909). — Encore un mot sur l'aphasie et sur les images motrices (*Trib. méd.*, 24 juillet 1909). — Questionnaire et enquête sur le langage intérieur et sur l'élocution oratoire (*Ann. méd.-chir. du Centre*, 11 juillet 1909 et numéros suivants : voir collection 1909, 1910, 1911, 1912...). — Sur l'aphasie : l'organe de Broca (*Bulletin médical*, 29 septembre 1909). — Entre l'homme et l'animal (*Ann. méd.-chir.*

du Centre, 18 et 31 décembre 1910, 15 janvier 1911). — Pensée, image et conscience chez l'animal et chez l'homme (*Rev. phil.*, octobre 1912). — Un cas du phénomène dit de transmission de la pensée (*Rev. de l'Hypn.*, mai 1895). — Sobre la afasia (*La Semana medica*, Buenos-Aires, janvier 1912). — Entre el hombre y el animal. Teoria de la consciencia (*Semana medica*, et Valparaiso : *Revista de medicina e higiene, practicas*, décembre 1912). — Questionnaria sobre el linguage interior y la elocucion oratoria (*Semana medica* et *Gaceta medica del Sur* des 25 février et 5 mars 1915).

Sujets divers.

Une perversion de l'instinct (*Ann. méd.-psych.*, 1895). — L'instinct sexuel (*Arch. d'Anthr.* de Lacassagne, 1902). — Sur la prétendue dégénérescence des peuples romans (*Id.*, 15 avril 1908). — Dégénérescence ou pléthore (*Id.*, octobre-novembre 1908). — Lettre sur l'inversion (*Id.*, septembre 1909).

Déterminisme et responsabilité (*Hum. nouv.*, 1899). — Responsabilité ou réactivité ? (*Rev. philos.*, juin 1908). — Médecins experts et prétendus stigmates d'irresponsabilité (*Rev. int. de Méd. et de Chir.*, 10 septembre 1909).

Sur la déclaration obligatoire et le secret professionnel (*Id.*, 1910).

Rêve et sommeil hypnotique (*Ann. méd.-psych.*, 1895). — Dédoublement de la personnalité, distraction cérébrale (*Id.*, 1898).

Une enquête sur le suicide (*Id.*, 1897).

Esthétique et astigmatisme (*Rev. philos.*, 1895).

A la mémoire de Zola (*Arch.* de Lacassagne, 1907).

L'assimilation et l'utilisation des indigènes tunisiens (*Rev. scientif.*, 1902). — Populations de l'Algérie et de la Tunisie (*Bull. et Mém. de la Soc. d'Anthrop. de Paris*, 1898). — Mœurs des indigènes tunisiens (*Id.*, 1902).

La variole à Gafsa (*Ann. d'Hyg. publique*, 1899).

L'appréciation de l'étendue et de la valeur des zones de matité thoracique (*Médecine scientifique*, novembre 1901).

Seringue sans piston (*Ann. méd.-chir. du Centre*). — Injection hypodermique sans seringue (*Id.*, et *Maloine : Docteur Gascoin*).

La Jeffa (*Ann. d'Hyg. pub.*, 1899. V. *Armée et Marine*, 1903 ; — Communication à la Cruz-Roja).

Le Roule-sac (*Ann. méd.-chir. du Centre*. V. collection et *Maloine : Docteur F. Baudouin*).

L'assassinat du marquis de Morès au point de vue médico-légal (inédit).

Eine Enquete über den Selbstmord (*Zeitschrift für kriminal Anthropologie*, 1897).

Betrachtungen über die Umkehrung des geschlechtstriebes (*Id.*, 1899).

DIVERS. — Types, signes, lois (*Ann. méd.-chir. du Centre*, 1906). — L'expropriation littéraire (*Défense de l'écrivain français*, août 1913). — Vers les coopératives d'auteu (*Ann. soc.*, septembre 1913). — Expansion coloniale (*Évol. pol., écon. et fin.*, 1912-1914). — M. de Tempion. — Questionnaire de l'Académie d'Astrée. — Enquête sur le « pangallicisme » (*l'Astrée*, 1912-1914). — Monographies, analyses, études, articles (*public. diverses*).

TABLE

3952. — Tours, imprimerie E. ARRAULT et Cie.

LIBRAIRIE FÉLIX ALCAN

2952. — Tours, imprimerie E. Arrault et Cie.